中国著名学术流派传承系列

[孟河医派·名老中医]

方宝华医论医案集

主　编　丁林宝

主　审　楼绍来

编　委　朱棨耿　吴建国　朱美华

　　　　顾振强　胡爽杨　方培基

　　　　晏　飞　马柳玲

中国中医药出版社

·北京·

图书在版编目（CIP）数据

方宝华医论医案集 / 丁林宝主编 . —北京：中国中医药出版社，
2014.1

ISBN 978-7-5132-1208-3

Ⅰ.①方… Ⅱ.①丁… Ⅲ.①医论－汇编－中国－现代②医案－汇编－
中国－现代 Ⅳ.① R249.7

中国版本图书馆 CIP 数据核字（2012）第 250038 号

中 国 中 医 药 出 版 社 出 版

北京市朝阳区北三环东路 28 号易亨大厦 16 层

邮政编码 100013

传真 010 64405750

三河鑫金马印刷装订有限公司印刷

各地新华书店经销

*

开本 710×1000 1/16 印张 15 彩插 0.75 字数 231 千字

2014 年 1 月第 1 版 2014 年 1 月第 1 次印刷

书 号 ISBN 978-7-5132-1208-3

*

定价 38.00 元

网址 www.cptcm.com

方寶華醫論醫案集

周愚山題

周愚山，96岁，上海中医药大学教授，孟河医派传承学会会员。20世纪30年代获上海市书法比赛第一名。

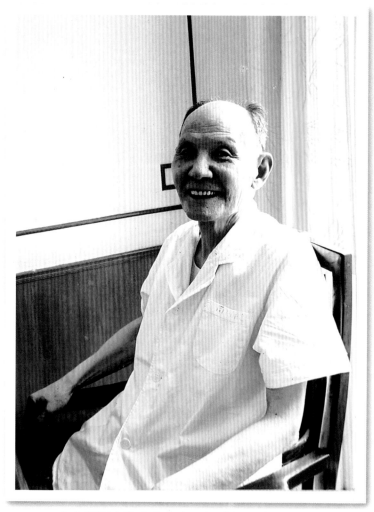

方宝华于上海市名老中医门诊部工作时近照

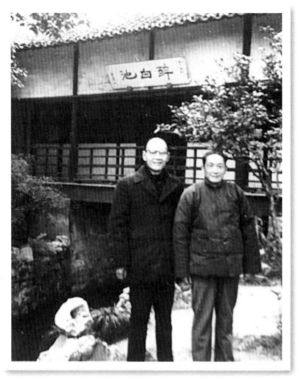

方宝华（左）与名老中医席德治（右）在松江醉白池合影

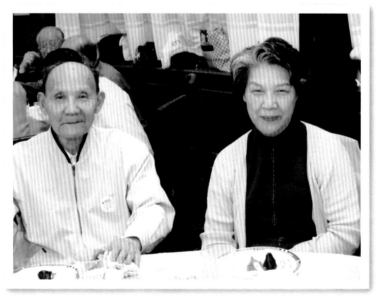

方宝华（左）与上海市名中医王霞芳女士（右）合影

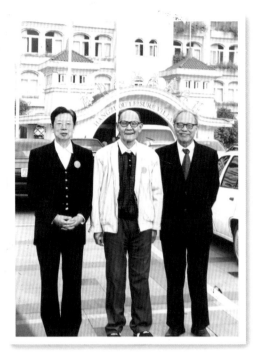

方宝华（中）与中医肿瘤专家黄曦明（右一）合影

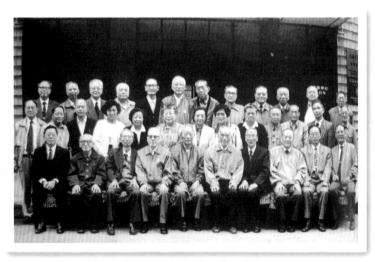

上海中医药大学校史书中登载的上海中医药大学（老三校）校友会在沪理事合影

第一排：施　杞（左一），裘沛然（左三），何时希（左四），沈仲理（左七），
　　　　钱伯文（左八），陆德铭（左九），阮望春（左十）

第二排：徐月英（左四），庞沛池（左五），朱南荪（左七），席德治（左十一），
　　　　黄吉庚（左十二），钱录辉（左十三）

第三排：黄曦明（左一），朱端群（左二），姚培法（左四），方宝华（左五），
　　　　胡建华（左六），尤益人（左九）

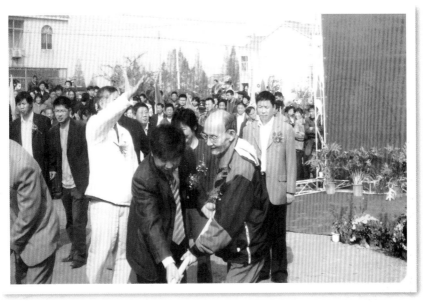

孟河医派传承学会奠基式（右：方宝华，左：顾书华　孟河医派传承学会会长）

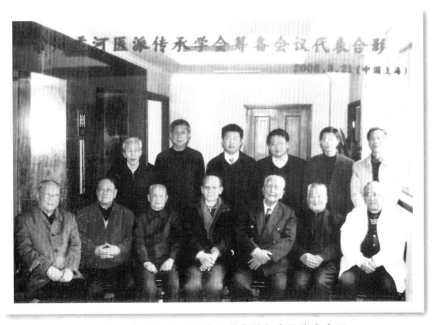

2008年，常州孟河医派传承学会筹备会议代表合影

前排（自左到右）：尤益人、胡彭寿、席德治、方宝华、巢伯舫、张继泽、石仰山
后排（自左到右）：程焕章、丁一谔、顾书华、庄德成、郑光耀、余　信

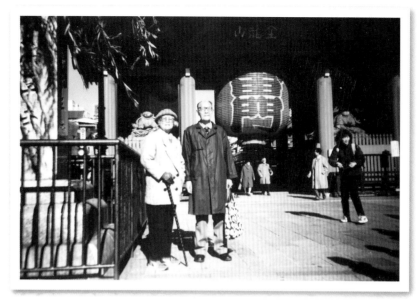

1999年，方宝华与夫人游览日本

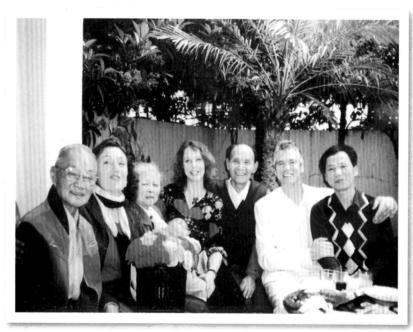

法国驻中国大使馆经济参赞方怡夫妇经方宝华治疗喜得贵子

思讀誤書萬結止解

別裁偽體一家不君

程门雪赠予方宝华的对联

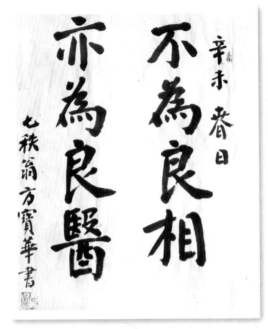

辛未春日

不為良相亦為良醫

七秩翁方寶華書

方宝华书法手稿

黄山一覽眾山小
天都始信風雲景
玉屏光明豪邁多
世間宇宙縹渺樂

全國中醫腎病第六屆學術交流會
在安徽旌德洪川召開

一九九零年十一月十八日與代表們
同登黄山

方寶華 時年六旬九

方宝华游黄山后自题

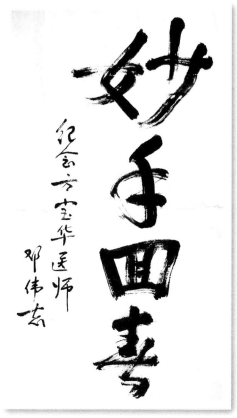

著名社会活动家邓志伟先生赠予方宝华先生的书法手稿

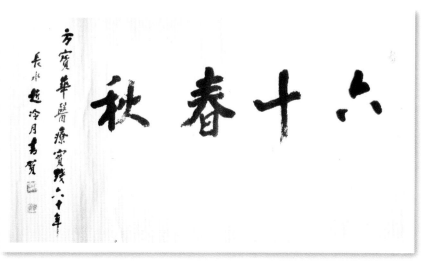

著名书法家赵冷月赠予方宝华先生的书法手稿

9

陈　序

　　中医学肇始自《内经》《难经》《本经》，发轫于仲景六经学说。汉唐以降，历经各朝，医家流派纷呈，杏林硕彦辈出，代代中医承前启后，岐黄之学薪火相传。至近代，孟河医派声名鹊起，代表人物、名医巨擘丁甘仁先生力倡国医，首创上海中医专门学校（后改名为上海中医学院）于沪上，开全国中医办校之先河，历数十年，影响深远，桃李满园，培养了大批中医人才。学生中成为医界精英、享有盛名者不少，已故名老中医、丁氏学派入室弟子方宝华先生为其中一位。

　　方宝华，浙江慈溪人，1922年出生，早年迁居沪上，1936年经名医丁仲英、党波平推荐就读于上海中医学院。因其资质颖异，博闻强记，反应敏捷，且学习刻苦，深得院长、名中医丁济万先生（丁甘仁先生之长孙、传人）青睐，课余常嘱其侍诊于侧，外诊随从，耳濡目染，尽得先生之亲授，学业大进，故又为名中医程门雪所器重，尝以亲炙，并书赠条幅"思读误书万结立解，别裁伪体一家不名"予以勉励。

　　1941年，方宝华19岁，毕业后开始悬壶于上海南市老城乡地区。时值连年战乱，国贫民穷，百姓疾苦不已。他胸怀仁心，以孙思邈大医精诚之道坚持为广大劳动人民服务，因诊事务精、屡起沉疴而声名渐起。1949年后，方宝华进入公立医院任职，历任上海市第二人民医院、浦江医院、南市中医医院、上海市黄浦区中西医结合医院等主任医师，并执教于南市区卫生学校、中医带徒班及西学中研究班，担任伤寒论、本草学、医史、中医内科学等教学工作，又为上海中医药大学兼职教授，是上海市名老中医门诊所、黄浦区中西医结合医院名医堂专家。

　　方宝华学验俱长，精于内、妇、儿等学科，善治各种疑难杂症。他勤奋好学，黄卷青灯博览精读，焚膏继晷孜孜以求，探先贤临诊之奥秘，索不同时期医家之心法，推崇历史上具有革新精神之医家，如汉之仲景，金元四大家，明清之王肯堂、张景岳、叶天士、薛雪等，医风鲜明，主张颖新，对中医发展迭有殊功。先生晚年尤其喜好江南名医张聿青，研究其医案至深，认为其诊法执简驭繁，精深独到。他坚持学问当与时俱进，对新知新学兼收并蓄，时与西医同仁切磋，以此不断充实提高自己。他长期治学于临床，理论联系实践，经验丰富，辨证功夫令人服膺，善通过纷繁复杂证象审明主证，辨析独具见地，治疗常有新解，立法处方切中肯綮，用药精炼简约，体现出丁氏流派轻清灵验的风格，亦见其精湛的内在之功，臻达师古不泥、创新有约、通常达变、圆机活法之境界。

　　方宝华从医近七十载，积累了大量临床、教学、科研实践经验。生前因诊事繁忙，中晚年又体弱多病，虽无洋洋医著问世，但有不少医论、论文见诸报端、刊物或全国性学术会议，如《乙脑治验录》《补益药对肿瘤的响应》、《方氏儿科"先天不足、后天失调"康复系列五方》《开关启合汤治疗前列腺炎》《丁济万先生运用沙参配伍治疗肺系疾病经验》等。晚年，他根据自己的临证体验，撰写了《方氏本草随读》，言简意赅，发经旨之余蕴，且朗朗上口，易于记诵，可资借鉴。门人学生总结其临床经验、学术思想之论文亦有不少散见于专业核心刊物。现其麾下弟子出于对老师的爱戴以及对老师临床经验的珍惜，将多年收集积累的方宝华学术思想及临床经验汇编成集付梓，以寄托对老师的纪念，亦希望对老师的医风、医德、医术能有所发扬光大。从中医事业发展的角度来说，此举实可谓善莫大焉。

　　是为序。

陈凯先

中国科学院院士，上海中医药大学校长
2013年9月

石 序

中医历经千秋沧桑，因其确切的疗效而不衰。其佑护黎丞，介乎寿考，福泽被众，功侔造化。代代杏林志士不懈努力，推动了中医药的文明进步和繁荣。近代，孟河医派影响最大，丁甘仁创上海中医专门学校（上海中医药大学前身）培养后继，走出众多学子中，成国医高手不少，道友方宝华兄出其中，为二十届毕业生。青襟志学，师从名医党波平先生，后侍学于济万夫子，得其传，弱冠悬壶。自是潜心临床，忘身书卷，杏苑深耕近七十载，治学严谨而不泥，守规而取用于巧，临证而善通变，因活无数，名载沪上。四年前，持八十有七高龄履诊，终因心力不支而瘁，可谓一生奉献给了中医事业。如今，孟河丁甘仁故居处辟有方宝华宗师室以志之。

其所遗临证积验文章、材料等，经门下弟子花时整理业已成集。书中有学术立论、临证心得、用药经验、阐发未备，辅之以医论、医案，演绎经文，着眼临床实效，乃名老中医一生学术升华之结晶，或可裨益于临床医者。行见此书即将付梓，欣而为之序。

石仰山

上海市名中医，上海市伤科学会主任委员
2013年12月

周 序

　　方宝华先生，是前辈、同道。最早结识于1947年上海国医诊疗所伤寒讲座，当时只闻年轻的方宝华勤奋好学，深受中医名家陈存仁、陆渊雷称赞。后因世事沧桑，疏于交往，不期于50年后，有缘在黄浦区中西医结合医院（名医堂）再度聚首，旧友重逢，感慨系之。

　　方老探究医学，精益求精，数十年如一日，诊余之暇，笔耕不辍，撰写不少医案、医话与独特的医学见解，同时又博览群书，好学不倦，虽不如裘沛然先生之自云"藏书万卷"，但确是藏书满斋。

　　提及方老藏书问题，在"名医堂"有一件令人难忘的往事。2003年纪念中医名宿章次公先生百岁诞辰，名医堂一章门弟子想以名医堂名义撰文纪念章次公先生，为力求内容丰富，想引用程门雪先生在《伤寒手册》中对章先生的赞语，以壮文采，但跑遍上海所有中医藏书机构，均云"民国年间的书籍，不再陈列"。失望之余，偶遇方老，在记忆中，方宝华先生当年亦曾参加伤寒讲座，或许有望能获此书。讵料方老迅速回答："我有此书"，遂以珍藏60余年（民国36年出版）的陈存仁撰写的《伤寒手册》见示，书中程门雪先生文章语句为"同门中记问浩博，口若悬河，远不如次公；文章尔雅，旧学精湛，更不如伯未"。得此宝贵资料，名医堂遂以《次公先生二三事》一文，发表在《中医药文化》杂志，此是方老之功，但从另一方面又折射出方老是一位令人深深敬仰的学者。

　　方宝华先生的学者风范，远远不限于好学藏书，尚有一件令人伤心而又从未向外透露的秘密。一次在与方老闲聊中（未有他人在场），方老谈及上海中医机构俱有"院报"、"特刊"、"论文集"出版，名医堂为海上名家荟萃之地，各人俱有临床专长，又均为饱学之士，应该邀请各位名家撰写《名医一得专辑》，不限内容，不拘规格，不论体裁，不定长短，或对某病的经验，或对某药的应用，或对某家学说的议论，如有已发表的精彩文章也可摘要转载，凡属言之有物、有独特见解者，均可收入《名医一得专辑》，如此名医堂也多少能给后人留一点有用的东西。方老又自告奋勇，撰写编者前言、编辑大意、条例说明、写作要求等。讵料天不佑人，方老稿未写就，事又未成，竟溘然与世长辞。这不仅是这位学者拳拳报国的忠心未遂，也是名医堂难以估量的损失。悲痛之余，想起了此不为人知的秘密。诚如杜工部所云"出师未捷身先死"，令人一掬伤心之泪！

所幸者，在方老众多弟子的共同努力搜集下，寻找资料，走访患者，将方老的临床经验、医案医话、诊余笔录和医论评说等，费时3年整理汇编成《方宝华医论医案集》，不仅体现出方宝华先生长期工作中的真知灼见，同时又是他毕生的心血结晶。

当这本医论医案集杀青问世之时，仿佛又见到这位老友平易近人、谦和尔雅的音容笑貌，恍惚宛然在昨。

是为序。

周康

上海市名中医，全国脑病委员会副主任
2013年秋

❋ 第三章　医案

第四章　膏方

第一章

序篇

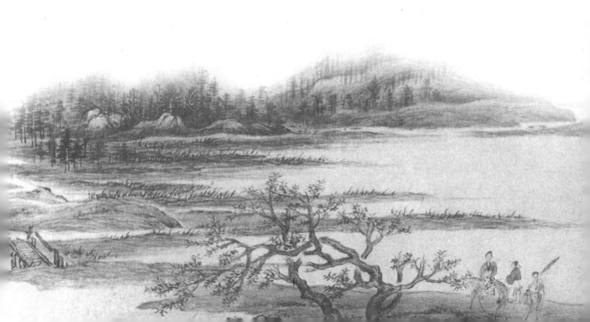

行医七十载 扎身草根中

方宝华，生于1922年，浙江慈溪人，1940年毕业于上海中医学院（现为上海中医药大学），深受孟河丁氏医学学术熏陶。内科杂病得丁济万先生的嫡传。1946年通过中央考试院中医师考核，获得卫生部颁发的中医师执业证书。从1953年开始，历任上海市第二人民医院、浦江医院、南市中医医院、黄浦区中西医结合医院主治医师、副主任医师、主任医师、中医科主任等，并兼任南市区各类中医学习班、提高班任课教师和临床指导老师。受聘于上海市名老中医诊疗所，任内科特约主任医师。对肾病、脑病研究颇有造诣，积累近70年临床实践经验。方氏擅长肾病和脑病：肾功能不全肾炎、内分泌失调、不育症、前列腺病变、脑性神经衰弱、智力不全、偏头痛、脑栓塞（中风）、瘫痪、帕金森综合征、癫疾及各类肿瘤疾患等疑难杂症。

南市地区留着旧上海的古老城区、古老街市，连地名还保留着老西门、小南门等名称，这里有闻名于世的风味小吃，令外来游客流连忘返。外地人似乎不到黄浦江畔，不去游览城隍庙的风貌，不去领略一下那里的五香豆、梨膏糖，就像没有到过上海一样。

方宝华从建国初期，经过"文革"，一直到改革开放的新时期，无论生活、教学、行医，都在这一片老城厢安身立命。他就读的上海中医学院（前身上海中医专门学校），校址就在南市的石皮弄。这方土地多灾多难，劳动人民凭着自己的劳动、汗水和智慧，终年为衣食谋生，含辛茹苦，艰苦备尝，贫病交迫，有病得不到医治。目睹这一切，方宝华从小就立志学习医道，悬壶济世。

1936年，15岁的方宝华经当时上海名医丁仲英和世伯党波平的推荐，就读于"名医摇篮"——上海中医学院。他寒窗苦读四秩，他的博闻强记和机敏反应得到院长丁济万的青睐，成为丁氏流派的入室弟子。他的一指禅推拿功夫则承继了世伯党波平的秘传。教务长黄文东和教师戴达夫既传授了他专业知识，又使他领悟到了教师言行身教、任劳任怨的敬业精神。方宝华从此开始了70载的从医生涯。坎坷的岁月中，他洁身自爱，为民众服务无怨无悔。他恃才傲物、刚正不阿，有时还招致一点非议。1940年，19岁的他从医学院毕业后开始悬壶济世。他凭着一颗仁爱之心，学习孙思邈的大医精诚之道，以擅治伤寒病而崭露头角，进而蜚声医林。1949年以后，他历任上海第二人民医院、浦江医院、南市中医医院等主任医师，并执教于南市卫生学校，又兼任上海中医药大学教授，积累了70余年临床、教学、科研实践经验。

他的一生见证了南市地区卫生事业的兴衰与发展。上海市黄浦区中西医结合医院由南市区中医医院与沪南医院重组而成，既是与中山医院联合建立的诊疗中心，又是上海中医药大学的教学实习医院。医院为了给民众提供优质服务，在方浜中路特设"名医堂"，汇聚了本市各科名老中医。方宝华是其中最受欢迎的名老中医之一。

1953年，他作为南市第三保健站中医师，深入工厂巡回医疗，为职工提供保健服务。他以中医药治愈了一例横断性脊柱炎的患者。他从阳明经论治而获奇效，帮助病人从大吐血的虚羸中恢复到能够独立行走。另一例是脾脏切除后所致血小板减少性紫癜患者，他用归脾汤加紫草治愈了病人。1959～1965年，上海市卫生局与南市区卫生局联合开办中医师提高班、经典著作学习班，方宝华担当业务班主任和教研工作，承担伤寒、温病、医史、本草以及内科学等课的教学和临床带教任务。

1965年9月，他调至南市浦江医院任中医科主任，兼任南市区卫校临床教学老师。他受聘于西医学习中医研究班、中医开业医师提高班以及中医经典著作学习班，担任教学工作，并把此视作团结中西医、教学相长、提高自己的好机会。他全身心投入工作，以重教爱徒的实际行动而受到表彰。

"纸上得来终觉浅，绝知此事要躬行。"方宝华正是在继承历代医家学术经验的过程中逐步形成了自己的学术思想。他认为，汉代医家张仲景、华佗，唐代医家孙思邈，金元四大家刘河间、朱丹溪、李东垣、张子和以及明代医家张景岳，他们都是那个时代的革新家，都为丰富中医药学建立了丰功伟绩。方宝华认为，张仲景的伤寒学说与后世的温病学说，一个伤寒、一个温病，一感于寒、一染于疫，其实并不矛盾，都是外感病，只是由于时代和认识的局限性，才被看成两个对立的学派。所称"伤寒有五"即属广义的伤寒。《伤寒论》所述的外感病证又岂止这五种呢，如前几年爆发流行的"非典"也应包括在内。张仲景的六经辨证、脏腑辨证是医家在临床过程中必须遵循和贯穿始终的。他认为寒凉派鼻祖刘完素根据《内经》理论"病机十九条"而倡导火热病机；滋阴派朱丹溪倡导"阳常有余、阴常不足"；张子和擅长吐法，创立"在上者可因而越之"的攻邪理论；张景岳善用熟地黄，倡导温补理论。清代医家叶天士、薛生白、吴鞠通、章虚谷，他们的代表医著分别有《温热论》《温病条辨》《温热经纬》《医门棒喝》，他们所创立的卫气营血辨证、三焦辨证与六经辨证、脏腑辨证为我们提供了认识疾病、诊治疾病的科学思维方法，他们所留下的名方大青龙汤、小青龙汤、银翘散、桑菊饮至今仍具有临床实用价值。方宝华认为：伤寒学与温热论、温阳派与养阴派，不能看做对立的学派，而应该是同一事物相辅相成的两个方面；李东垣的脾胃升降论与叶天士的温热论，温补法与清补法，也应看做彼此相辅相成、阴阳互补的两大体系，可用于因机体失衡所导致的多种疾病。他还认为前人创立的汗、吐、下经验和方法，无论阴、阳、寒、热、虚、实诸证皆可选择应用，可清除许多对机体有害的有毒和阻塞性物质，使许多疑难杂症得到医治，从而抢救许多宝贵的生命。

自十一届三中全会以来，他曾经连续7次参加全国性学术会议，并及时总结经验，撰写学术论文，参加会议交流。1982年8月，全国危重病急救医学学术会议于浙江杭州召开，他发表题为《治疗肾炎（肾衰竭、尿毒症、高血压脑病）的几点见解》《乙脑实验录》等学术论文。1984年10月，全国补益药中西医结合研究学术会议在山东烟台召开，他又发表论文《补益药对肿瘤病的响应》。中华中医药学会第五、六届中医肾病会议分别在浙江杭州和安徽黄山举行，他发表论文《中医相关学说论证治疗肾病功能不全和多脏器衰竭》。他创制的经验方癫痫清脑方具有清心脑、疗心悸的作用，用于治疗癫痫，不影响智力发育，在《中国中医药报》"名医名方录"专栏发表后立刻受到关注，当时收到全国各地100多封来信，他不但没有谋取私利，反而还无偿为广大病患提供服务。

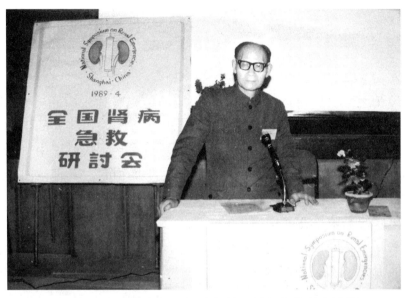

1989年，方宝华在全国肾病急救研讨会上作学术演讲

他根据实践经验对升举法治疗直肠癌进行研究，认为肺主气，五脏之气汇聚于肺。肺位于胸中，为宗气积聚之处，司呼吸，贯心脉，推动气机，调节血行。而气血生化之源是指脾胃传输精微和生化气血。可见，直肠癌的发生是由于气机升降失调，气血生化障碍。升举法可以治疗直肠癌的理由：一是升降气机，治理脾胃，有助于气血生化。二是振作宗气，治理大肠津液瘀结，调整气血流注。三是百脉会于肺，使肺气下达大肠。四是大肠气畅，使大便有节、润燥得中。

（节选自2007年3月30日《上海中医药报》）

楼绍来教授
原上海中医药报记者

岐黄之学从丁师

岐黄之学，始自远古，是中华民族的传统医学。黄帝与岐伯以相互对答的形式讨论和研究人类的健康，从实际出发，将人的生理与病理，即"生、老、病、衰"的生命过程写成文字，成就了中华民族第一部医学著作《黄帝内经》，此是岐黄之学的由来。其理论内容之精辟与医疗技术之精湛堪称第一，是中华民族不可多得的一部医书，对中华民族的繁荣昌盛、保障人民健康、国富民强，其功不可灭。它是民族兴旺发达的保证，对世界医药卫生、人类的健康保健有着突出贡献。

丁师创建中医院校及理论教学与传承（师带徒）教学相结合的教学方式。自丁甘仁太夫子始至丁济万先生，中医学校（1917年上海中医专门学校，1932年改为上海中医学院，至1949年停办）办学整整30届，毕业生千人以上。她培养和教育了中医药学专业人才，是名副其实的大学校。

我于1936年夏，由名医丁仲英先生、党波平先生推荐报考上海中医学院，录

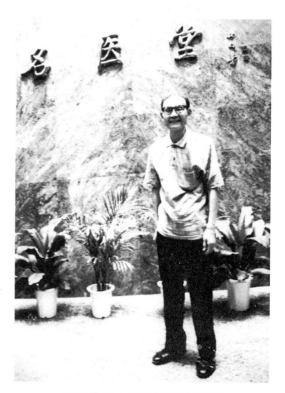

方宝华于上海名医堂前近照

取后在校攻读中医专业。本科4年课堂教学——"内经"余鸿仁授，"药理"沈仲理、胡光轩授，"语文"汤逸民授，"日文"唐真如授，"生理解剖"丁君达授，"脉学"、"医史学"、"方论"戴达夫授，"选粹"杨仲暄授，"舌苔学"费通甫授，"病理"贺芸生授，"伤寒"、"儿科"、"医论"黄文东授，"温病"潘澄濂授，"杂病"管理平授，"金匮"何时希授，"妇科"黄文东、朱霖生授，"外科"严以平授，"武术课"吴智安授。这些教师都是本校毕业生，是太先生甘仁、先生济万的门生以及孟河医派的传承人。课堂教学两年半，临床教学一年半。学院院长为丁济万，教务长为黄文东，训育为戴达夫等老师。

岐黄之学从丁师，由戴达夫先生引渡。拜师仪式在珊家园丁宅大厅，红烛高燃，梵音袅袅。丁师济万夫子堂前站立，戴师授上红帖，上书授业门生方宝华顿首，同一批还有管心如、沈振声、石奇等4人进行叩首。

课堂教学两年半，我每利用寒暑假与管心如同学在广益善堂与华隆中医院临床见习，跟随刘仲华、黄伟才、胡光轩、党波平诸位名医写方。第三年跟随丁师门诊、出诊。丁师每天下午门诊，病者百人，至四时半诊毕。而后我们在客厅进膳，膳后出诊，先入轿车内等候丁师，领路人与司机坐前，丁师坐后座，或左或右。每入一户，有领路人、丁师、学生一起应诊。学生二人，一人跟随老师进入病室，手拿电筒观察舌苔，丁师则验舌、诊病、拟方；一人在病家客厅或书房铺开处方及记录本。在客厅的学生写处方，跟随老师入病室的学生作记录（都是毛笔书写的）。丁师拟方与市上各医家不同，他每次心想口诵，把病证都朗朗颂出，如诗如歌，婉转洪亮，声声入耳。曰："湿温一候，身热不扬，尺肤灼热，口渴不欲饮，胸闷，懊恼不已，心烦而躁，脘腹痞满，小溲不清，大便欲更不行，舌苔黄白相兼，尖红，脉象濡数。湿热蕴蒸，温乃氤氲之气，湿乃云雾之乡，湿遏热伏，气机不展，弥漫三焦之间，故拟清温化湿。处方：清水豆卷、藿佩梗各、川雅连、上厚朴、赤茯苓、江枳壳、苦桔梗、广郁金、金银花、带心连翘、白豆蔻、杏苡仁各、甘露消毒丹。"开好处方，丁师过目。有关医嘱，丁师亲自向病家关照清楚。然后走出病家，坐上汽车。须臾，丁师考问开处方的学生，令其将刚才所开处方背诵一遍。起先，我们或有遗漏之处，由录方学生补充，如不完整由丁师补全。丁师提问，为何身热不扬？为何口渴不欲饮？尺肤热说明了什么？等等。既问答又启发，让学生理解湿温病例，分辨湿与温，是湿重还是热重。随后丁师讲解此病例：是湿重，身热不扬，渴不欲饮，乃被湿所遏，尺肤热是温病不可缺的诊断。这样使学生有了逻辑分析能力。以此案论：丁师宗各家之学说，论湿温，有叶氏论温热，薛氏论湿热；论处方，孟英之连朴与藿朴夏苓，吴氏之银翘、三仁并用甘露消毒丹。其集要药于一方，又不失丁氏之经验。丁师还以枳壳与桔梗组方，定名"天地升降汤"。桔梗主升，清肺宣开，将三焦之气通于"天"；枳壳主降，和胃疏利，将中下焦之浊导于"地"，故有天地升降之义。通利三焦乃丁氏套方：赤茯苓、江枳壳、广郁金。赤茯苓渗利湿热，郁金开膻中之痰，枳壳转输气机，开畅心脑之蒙蔽，有利于三焦走泄。丁师这种教学方法，实开中医教学之先导。

丁师还将严与爱贯穿于教育中。严：严肃有律，督促学生牢抓基本功，必须理论与实践相结合，掌握中医科学技术，更好地为人类健康服务；爱：爱学生如子女，关心学生健康，关心学生学习，以徐洄溪读万卷书、叶天士从"十七师"为榜样，勉励学生博采众方，大医大德，提高医疗技术，为医学事业进步努力！

方宝华
初稿于1959年冬
又于2008年8月重辑

第二章

医论

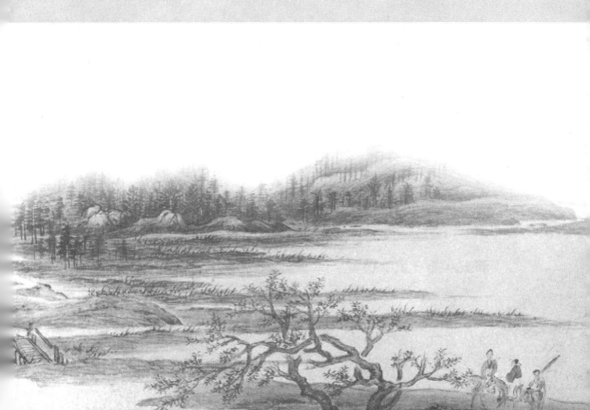

丁甘仁《脉学辑要》真髓

丁甘仁一生首创中医学校，兴办医学善会，乐育英才，造福人民。为纪念丁甘仁先生诞辰120周年，谨以其著作《脉学辑要》之精华撰写纪念。

切脉之道　首要寸口

师曰："百脉会于寸口，如江河之潮终于海。"寸口之脉能知三因之百病，三部九候及二十七脉均可探究疾病之深浅、吉凶，甚至生命之夭寿。因寸口为脉之要会，手太阴之脉出于大指之端，内居本节后"太渊"，外屈于寸口而行"经渠"，上走入腋下，络肺，是乃经脉走入四脏。肺居胸中，主气，乃宗气积聚、升降出入之所，五脏之气皆属肺，肺朝百脉。肺司呼吸而贯通心脉，气之推行则血行不息；肺亦主内脏气血之功能，灌注于脉道。因此，寸口之脉，可测知人体健康与疾病的信息。先生之说："诚不谬也。"

脏腑分配　按证取经

论脏腑与寸口脉之对应，《内经》以左寸为心、膻中；左关为肝、胆；左尺为肾、腹中；右寸为肺、胸中；右关为脾、胃；右尺为肾、腹中。

汇以叔和、濒湖、景岳诸家之说，而以濒湖为准。然先生综述诸家各有其理，当按证取经，此辨脉之法。

邪正八要　识脉机奥

"辑要"说能穷浮、沉、迟、数、虚、实、大、缓八脉之奥，便知表里、寒热、盛衰、邪正八要之名。八脉为诸脉之纲领，八要是各种辨证的总纲。浮为表，沉为里；迟为寒，数为热；虚为气血不实，实为气血不虚；大则病进，缓则正复。八脉之大要，乃辨病之寒热、体之盛衰、肌表脏里、邪正形势，此医者不可不知。

二十七脉　辨析精详

"浮"属阳脉，主风寒，表病居多。"沉"属阴脉，主寒、虚、里，其病在脏，阴寒者居多。"迟"为阴脉，主寒、虚，多脏病及沉痼之疾，其法可用温补。"数"为阳脉，主热、主腑。"滑"为阳脉，主痰滞证。"涩"为阴脉，阴血精少，损者居多。"虚"为阴脉，正气衰弱之候，多为血虚劳热、怔忡惊悸之证，治以养营益气。"实"为阳脉，元气充实之象，主病为邪气实，见于为郁发狂、阳毒等证，法以通阳发汗。"长"为阳脉，气有余而多血。《内经》曰："长则气治"，为平脉，长而兼他脉为有病。"短"属阴脉，主气滞血凝。"洪"为阳脉，热病居多。"微"为阴脉，为久虚血弱之病，男子劳损，女子崩漏。"紧"为阳脉，主阴、寒、痛，为风邪搏结。"缓"属阴脉，主营虚、风、湿、脾虚等，可见于平人，即为胃气，是常脉。"芤"为阳中阴脉，主失血、血脱。"弦"为阳中阴脉，为木盛之病，主饮证、疟证、肝经之病。"革"属阴脉，主外病内虚。"牢"为阴中阳脉，主实邪内闭。"濡"为阴脉，主血虚气弱。"弱"为阴脉，为精气不足、阴虚阳衰、脾胃虚弱之候，治以益气调营、温阳壮火法。"细"属阴脉，主诸虚劳损，七情内伤。"散"为阴脉，为气血耗散之象。"伏"为阴脉，为外阴内伤、关格闭塞不通之候，主新邪内闭。"动"为阳脉，多为惊悸恐怖。"促"为阳脉，主邪气内陷、阳盛之病。"结"为阴脉，主气血内结、七情郁结、痰食停滞、癥瘕积聚等证。"代"为阴脉，为气血衰败之象、脏气匮乏之候。

继承发扬　启迪后学

《脉学辑要》上溯《内经》《难经》，下及各家诸论，去芜存菁，化繁为简，兼收各家之长，提挈浮、沉、迟、数、虚、实、大、缓八部总纲，爰述二十七脉体状、主病、类相、对举，复将各脉按左右寸、关、尺九部缕晰论证，参纳费氏珍藏蒋趾真先生之秘传脉诀，编成《脉学辑要》一书，订为教本，授予弟子。其内容辨析精详，揭示千古脉理之秘，诚乃稀世脉诊典本。此乃甘仁先生勤学深研、启迪后学之功矣。济万夫子承其所传，深悟其术。曾有一患者气息全无，唯趺阳脉按之有力，遂投方而复生。笔者有幸得其传授，忆及往事，于上海市第二人民医院曾诊治一男性肾功能衰竭患者，趺阳脉隐隐可触，重按之，其睑下承泣、四白等部搏搏跳动，知阳明脉盛，以验胃气未亡，继进汤药果愈。此例实得自丁师教诲。甘仁先生一生为中医事业培养后继人才，辛勤耕耘，不愧为近代医学和教育史的开拓者、奠基者。

方宝华
1985年4月

12

丁济万先生运用沙参配伍治疗
肺系疾病的经验

丁济万先生（1904～1963）系孟河名医甘仁公之裔孙，秉承家学，学验甚丰，其在治疗肺系疾病时运用沙参及其配伍，成效显著。

沙参麻黄方

配伍： 南沙参10克　水炙麻黄5克　前　胡10克　杏　仁10克

赤茯苓10克　枳　壳5克　桔　梗3克　知　母10克

贝　母10克　连　翘12克　冬瓜子12克　鲜芦根（去节）1支

辨证要点： 风温初期，风温咳嗽，阵咳不绝，痰黏气逆，口渴不仁，饮而不多，舌质红，苔薄腻，脉象细数常紧。

病机： 伏风痰热逗留，肺气宣肃失令。

法则： 祛伏风而化痰热。

按： 风温易伤津，故主药用沙参，其性甘苦微寒，主宣肃、清肺、润燥、养阴液，为治风温良药；麻黄性温祛寒，燥湿以祛伏风，配知母清阳明热，合前胡、杏仁宣肺降气，使邪外出；又入枳壳、桔梗，一升一降，宣降泻肺；连翘清三焦热，赤茯苓健脾分利，使热从前阴而泄，川（浙）贝母化痰消结，冬瓜子更具此力，下达大肠，使痰结从后阴而出，确保肺气之清肃和宣化。

沙参柴胡方

配伍： 南北沙参各10克　银柴胡10克　青　蒿10克　白　薇10克

甜杏仁10克　野百合10克　橘白络各5克　炒黄川贝（去心）10克

海蛤壳12克　麦门冬10克　鲜茅根（去心）1扎

辨证要点： 肺痨潮热，咳嗽连绵，面色潮红，肌肤发热，日晡尤甚，咽喉干燥，咯痰不爽，口渴心烦，胸胁满闷，手足心烦热，舌质红，苔薄，脉弦。

病机：肺气不振，痰热煎熬津液，气阴耗损，劳热乃起。

法则：清益肺气，退虚热。

按：气虚者肺虚也，虚必有热乘，邪热持续消耗气阴，必耗津液，与痰相激，津掠液烁，伤及肺阴，气阴两虚，虚劳热成矣。沙参有南、北两种，入肺经，南优于清肺热，北胜于养肺阴，二者合用则清养肺气。银柴胡系石竹类植物，性微寒，故选银柴胡益阴、疗虚、退热。谢观云："此物与石斛相通，为清热凉血之品，治虚劳宜用之。"伍以退虚热要药青蒿、白薇，无败胃及伤阴之弊，又加强了银柴胡的退热作用，并配甜杏仁、百合润养肺气，增益沙参之效能。海蛤壳性咸软坚散结，橘白、橘络入络清络。佐麦冬、白茅根，清养心胃之阴，泻心火及胃热。师曰："若以补津，首养胃液。"再入川贝母，川贝母经过炒黄去心则润燥不碍湿，无致泻之弊，其配合精当，共奏清益肺气而退虚热之功，诚治劳热之要剂。

沙参阿胶方

配伍：南北沙参各10克　蜜炙马兜铃10克　　阿胶（布包入煎）9克
　　　　熟牛蒡子10克　　黛蛤散（包煎）30克　甜杏仁10克
　　　　川贝母10克　　　茜草炭10克　　　　　墨旱莲15克
　　　　炙款冬花10克　　藕　节10克

或加用蚕豆花露120克，以露作水煎。

辨证要点：肺痨咳嗽咯血，咽痒作呛，咯痰黄稠或带血丝，口渴烦热，入夜咳甚，肌肤灼热，舌质红，苔薄，脉弦细常数。

病机：肺为娇脏，主肃降，司呼吸，如久咳伤肺，气阴两耗，痰热劫津，阴愈亏，热愈盛，肺络损而血外溢则成肺痨咳血。

法则：清养肺气，济阴宁络。

按：此方主药沙参与阿胶相伍，清养肺气，益阴养血，使气阴两固。伍马兜铃、牛蒡子、甜杏仁、款冬花、川贝母清肺、润肺、止咳。加入黛蛤散（蛤粉、青黛合成），清金抑木兼止血。又入茜草、旱莲、藕节清热止血，而无留瘀之弊，共奏清养肺气、济阴宁络之功。诸药合用，养肺益阴以润燥、清肺清络又宁络，更有止咳止血之妙。入蚕豆花露者，益使清络、解热毒、止血之效尤速。

沙参旋覆方

配伍： 南北沙参各10克　　旋覆花（包）10克　　橘叶络各5克
　　　　茯　神10克　　　　远　志10克　　　　广郁金10克
　　　　白苏子10克　　　　丝瓜络10克　　　　路路通10克
　　　　瓜蒌皮10克　　　　贝　母10克　　　　桑　枝10克

辨证要点： 络痹胸痛，伏案胸痛，咳嗽时加重，胸膺及背部牵引作痛，痛如掣状，舌质红，苔薄微腻，脉弦。

病机： 久坐伏案，胸廓之气被痰浊、瘀阻凝滞不化；或水气逆犯肺经，胸阳不振，气滞痰阻而成络痹。

法则： 清肃肺气以展胸，化浊通络而利痹。

按： 凡伏案工作的人，由于久伏案头，胸贴近桌边，其呼吸每受影响，胸中之气受阻，初则痰凝气络，久之血络瘀滞，不通则痛，络痹成矣。药选南北沙参有益于肺气调节，与旋覆花合用下气通络，有助胸中之气辗转自如。并入橘叶、橘络及丝瓜子、丝瓜络、远志、苏子、桑枝、瓜蒌皮、贝母，入气络以化痰结。又郁金、路路通入血络而化瘀滞，茯神健脾舒气调中。诸药合用，调益肺气而展胸络，化痰消结，行气通痹，其痛自除。

结论

丁济万先生上溯《灵枢》《素问》，下至叶、薛之学，博古通今，在临床上尤重时症热病、疑难杂病。本文仅介绍了丁济万运用沙参及配伍治疗肺系疾病的经验，其选药精当，配伍周密，规矩严格，不拘古方，推陈出新，自成一格，是近世中医典范。笔者遵循此类方药，得益匪浅，如沙参麻黄方不但用治风温，且用于治疗上呼吸道感染、支气管炎、肺炎及支气管哮喘无不应效。如沙参柴胡方用于治疗各类低热，如功能性低热、体外结核及结核性消耗热，试用皆验。再如沙参阿胶方，凡久咳咯血、支气管扩张咯血、肺癌咳血均可采用。而沙参旋覆方治伏案胸痛，对胸痹、肋软骨炎、胸膜炎、肋膜炎等有独特疗效。

方宝华
1998年5月

《伤寒论》方一隅

中医药临床医学前推仲景书。汉·张仲景著有《伤寒论》、《金匮要略》，前者是讨论热病和传染病的专书，《金匮要略》是论述各科的综合性书籍，是具备有医有论、有方有药的一本临床医药学著作。《伤寒论》含有397法113方。由于张仲景的宗族有200余口人，病死者三分之二，伤寒十居其七，故其遂写下了《伤寒论》，奠定了中医学"辨证"和"治疗"基础，是张仲景对中医学的伟大贡献，后代称颂他为"医药的鼻祖"。

研究伤寒学，要学习其医理和每一法的实践及每一方药的变异，简单地说，就是理、法、方、药。

千百年来，世世代代中医人把《伤寒论》奉为圭臬，后世医家以《伤寒论》理论指导实践，在实践中深切地体会到其理论的科学性和实用性。于是历代医家研究、阐发《伤寒论》，都写下了《伤寒论》的发微，使其成为有史以来最精辟、最广泛的一门学科，是临床医学研究的中心课题之一。

名医黄文东曾提出：伤寒方应扩大它的治疗面。我们在医疗实践中证实了这一主张，伤寒之方不仅适用于《伤寒论》原文的病证，亦可取其方的结构（组成），仿效其法，取其药物的性能，推其原理，应用于其他病证，即"异病同治"。

笔者有鉴于斯，在临床中遇一例"阳明头痛"患者，运用伤寒方葛根黄芩黄连汤获得良好疗效，现举例于后：

徐某，男，60岁。

初诊（1979年1月16日）：患者两额作痛，咳嗽及口中发酸，脉象弦滑，苔薄，舌裂纹。辨证为风痰蕴扰，上循阳明经为患。治当散风，清阳明经络。

葛　　根 9克	黄　　芩 9克	黄　　连 3克	生甘草 4.5克
橘　　皮 4.5克	青竹茹 9克	枇杷叶 9克	玉　　竹 12克
党　　参 9克	干芦根 12克	3付	

二诊（1979年10月19日）：取葛根芩连加味法，治阳明头痛及胃逆口酸，两症均解，咳嗽未清，苔薄质红，脉濡数，再宗原法出入。

葛　　根 9克	黄　　芩 9克	天花粉 12克	苦甜杏 各9克
枳　　壳 6克	青竹茹 9克	枇杷叶 9克	玉　　竹 12克
生甘草 4.5克	左金丸 3克	3付	

按：《伤寒论》三十四条：太阳病桂枝证，医下之，利遂不止，脉促，表未解也，喘而汗出者，葛根黄芩黄连汤主之。药物：葛根、黄芩、黄连、甘草四味。尤在泾《伤寒贯珠集》曰：葛根解肌于表，芩连清热于里，甘草则合表里。"盖风邪初中，病为在表，入于里则变为热矣。"故治表药必以葛根之辛凉，治里者必以芩连之苦寒。

历代医家认为"葛根黄芩黄连汤"是治协热下利的主方。笔者用以治疗阳明头痛及胃逆口酸，取葛根之辛凉升散，解阳明肌表之邪，以调经气使两额作痛得以消失。走阳明经的主药有白芷、石膏，为何不用白芷和石膏来治阳明头痛呢？因白芷香燥伤津，石膏寒凉碍胃，不适宜是证。效用葛根，盖葛根亦走阳明经络，尤擅升清生津之功，而无耗津碍胃之弊。黄芩、黄连清阳明湿热，泄胃中膈上之热，使之浊降。而治胃逆口酸之药虽非用于邪热陷于大肠之下利，但仍不失表里双解之理，随方加用橘皮、竹茹、枳壳，理气化痰以利气机。枇杷叶、干芦根仿叶氏治胃逆，且助芩连清热之功。玉竹、党参和中益脾，顾其胃气。天花粉、甘草清热而生津，苦甜杏仁润肺降肺，有左金丸佐肺金之意，以升清降浊，辛开苦降，阳明经气得以宣达而诸症全释。

千百年来，仲景学说随着时代而发展，因为他的理论来源于实践又被实践确证。我们治疗阳明头痛、胃逆口酸的病例，虽是《伤寒论》方一隅之得，但可见《伤寒论》的科学性及实用性。

方宝华
1986年7月

《幼幼集成》神奇外治九法

《幼幼集成》一书，著作者为陈复正（1690～1751），号飞霞。陈氏取前人之说，存其精要，辨其是非。排斥幼科论证悉以"阳有余，阴不足"立说，认为此论乖误相承，流祸千古。后人误以为婴儿为一团阳火，肆用寒凉伤脾败胃。陈氏纠其弊害，因小儿脏腑娇弱，血气未盛，不能全属"纯阳"，而易虚易实，易寒易热。究以"稚阳"为侧重，亦不低估"稚阴"。评议公正，逻辑科学。

陈氏以搐概之，曰误搐、类搐、非搐。立"沆瀣丹"，条分缕析，证治判然。再如观察指纹，有独特见地。此外，用外治法治内，济急之法尤为神奇，订有神奇外治九法。今就其外治法，论述于后。

疏表法

凡六淫外邪，客于肌表，侵袭肌腠，致头痛发热等表证，谓之外感。疏表者有疏通腠理、宣行经络之功，使邪气外出，不致久羁营卫。

用葱一握（10茎），取汁，少加麻油。摩运小儿五心、头面、项背诸处。每次摩搽十数次，以衣裹之。汗出疏表之法，冬春尤宜。夏秋沿用香油或薄荷油（清凉油）亦佳。随着时代发展，更用于发热不退，邪在肌腠、经络，或病毒侵入气分。邪毒蕴遏气分，还须使邪从肌表随汗出而解。

（1）酒精擦浴。现代医学常用75%酒精外擦四肢以退热。

（2）透发麻疹。麻疹隐约不透，烦躁热盛，民间选用芫荽、浮萍或西河柳、樱桃核煎水洗脸，擦胸背及手背（大陵穴至肘、天河水部），用毛巾蘸药汁热敷，使麻疹渗出肌肤透发。中医教育家、临床学家章巨膺教授用中药煎液作室内喷雾使麻疹透发，不致其毒内陷，诚良法也。

清里法

病邪初传入里，气分郁热交加，或乳食、瓜果积滞，中焦脾胃不运，其症发热、口渴、恶心、停食腹痛，当须清里，以清气分之邪热，消中宫之乳食停滞。

用鸡蛋一个，去蛋黄，取蛋清盛碗中，入麻油少许或加雄黄细末3克搅匀，用头发挽成髻，蘸染蛋清于小儿胃口部"拍"之。自胸口拍到脐轮。约须拍30分钟，仍以头发髻覆于胸口，以布扎之。用玄明粉（或皮硝）与蛋清调匀贴于胸腹间中脘处亦可。或敷贴神阙，可消积消胀、化滞通腑。

解烦法

烦，指一个证候，见胸间不畅、烦躁懊恼、睡卧不宁的症状，每因风、寒、痰、湿、热等邪陷胸中，气机不得展畅所致。择清邪解烦之法。

用锡粉30克，推拿家常以鹅蛋粉（内含少量锡铅粉）代用。蛋清调匀，涂小儿胃口及两手掌心；复以酿酒小曲（即酒药，做酒酿之药曲）10克研烂，用热酒和，做两饼贴两足心以解烦。用大黄粉30克、蓖麻子10粒、冰片0.3克，捣烂，如法敷贴使邪从外出，神宁烦除。

开闭法

突然昏睡不醒，谓之闭证。系风痰闭阻，阴阳之气交逆，心窍不利；急需开闭，通调升降以分清浊，使风痰豁出，其闭自开而昏沉自醒。

用生石菖蒲、生艾叶、生姜、葱各一握（约10克），捣如泥，以麻油、醋连同药泥炙热以布包之。从头额、项背、胸、四肢趁热往下熨之，其痰一豁，倏然而解。用卧龙丹或红灵丹嗅鼻亦宜。也可以红灵丹和入香油调匀，医者以大拇指面蘸丹油，如法按摩，有开窍启闭醒神之功。凡此类昏睡不醒须开窍启闭，可采用安宫牛黄丸凉开、苏合香丸温开或猴枣散灌服，内外治配合相得益彰。

引痰法

痰为百病之源，凡怪病、顽疾、痼疾无不由痰作祟，尤小儿疾患多因痰而引。其症喉中多有牵锯之声，术语称之"痰鸣"。痰病须祛痰，须引而下行为上法。

用生明矾30克研末，少入面粉（米粉亦可），和以醋适量，做两小饼，贴于两足心部，以布包一宿，其痰自下。

❧ 暖痰法

陈氏辨寒痰：痰浓白带青色，如绿豆粉状。胸有寒痰，不时昏厥，为胸阳不振，清旷为之蒙蔽。此寒剧之痰，前法皆不能化。

用生附子一枚（约10克）、生姜30克捣碎，炒热，用布包，熨背心及胸前；熨毕，将姜、附捻一饼，贴于胃口，良久其痰自开。当今用于小儿寒哮痰喘甚效。亦有以麻黄、附子、细辛、白芥子等研粉、糊饼贴背部风门、肺俞、膏肓者，皆是效法矣。此法曾载于《张氏医通》，南市沪南医院老中医陈景文主任运用此方法，并进行改革，每于伏天敷贴外用，每获疗效，饮誉申江。南市张少堂老医生为民间名医，业精此术，以秘方敷贴治小儿哮病是其一绝。（另一绝是用小刀割去大鱼际处小肉，不出血，治小儿疳病瘦弱者，割治之后食欲旺盛，体重增加，曾在上海市第二人民医院特设哮割门诊。曾组织人员研究其疗效及机理。其传人薛宝玉老中医精于此术，弘扬绝技，造福儿童。）

❧ 纳气法

上气喘急属重危虚脱之症。此为真气浮散，有不得归元之虞。

用吴茱萸1.5克、胡椒7粒、五倍子3克共研细末，和酒做饼，封肚脐（神阙），以布袋扎之，其气自顺。本法可用于水气病之肺、肾、心功能不全时有上气喘急的证候，诸药莫效，可作为辅剂。

❧ 通脉法

脉道不通，血气蹇涩。如表邪闭其经络，风痰阻其营卫，或阳不布散于四肢。凡忽而手足厥冷，小儿三关指纹滞涩，推之不动，须以通脉，调济其阴阳两气相接，其厥自回。

用生姜煨热捣汁小半杯（约20毫升），略入麻油调匀，以指面蘸姜油，摩儿手足（肘、膝关节），搓、拿、揉、按，以通其经脉，俟其四肢热回，以纸拭之。并可配合通脉四逆汤之甘草、附子、干姜研粉敷贴，方中干姜散阳，甘草存津，附子回阳，以收全功。

定痛法

小儿痛症，不知所云，形神烦恼捧腹者，往往为脐腹疼痛；胸中饱闷，是为痰、食、瘀、积停滞，不通则痛，一时不能得药。

用食盐一碗，入锅内炒至极热，用布包之，在胸腹从上至下摩熨，冷则又炒又熨，以痛定为度。盖盐走血分，故能软坚，可以止痛。

陈氏制定"疏表""清里""解烦""开闭""引痰""暖痰""纳气""通脉""定痛"诸外治法。它运用寒、热、虚、实、表、里、阴、阳八纲辨证，结合经络脏腑辨病、气血盛衰、风痰食滞瘀积等病因，通盘审证求因论治，为小儿病的外治开拓了新疗法。正如吴尚先《理瀹骈文》指出："外治必如内治者，先求其本……判上中下三焦、五脏六腑、表里寒热虚实者也。"又说："外治之理，即内治之理；外治之药，亦即内治之药，所异者法耳。医理药理无二，而法则神奇变幻，上可以发泄造化五行之奥蕴，下亦扶危救急，层见叠出而不穷。"由此说明陈氏外治法造福人群，是中医学的一大成就和贡献。

吾师党波平夫子《针灸推拿儿科方脉》擅用外治法，精通点穴指针术，并内服药饵治疗，其奏效更为捷速，活人无计，名闻沪上。党氏赞扬陈氏之法为宝贵的保婴法术之一。笔者在临床实践中治小儿疾病遵用此法，与汤药并进，治验颇众。由此可见，陈氏外治法不愧为宝贵的保婴法。

方宝华
1986年首稿
2005年重订

方氏儿科"先天不足、后天失调"康复调治系列五方

荣心汤

组成：太子参30克　麦　冬10克　生　地30克　五味子10克
　　　　甘　草5克

功能：益气血，荣心液，改善心功能。

主治：治心虚，怵惕心悸，烦渴汗出，失眠少寐，舌质红苔薄，脉细弱或虚数。如热病后心力不支、心肌炎或心肌炎后遗症及多汗症等。

服法：每日一剂，加水煎，煎20～30分钟取汁服，再加水煎取二汁，相隔4小时进服。

方解：心主血脉，唯以气为用，气血相随，循环无端。仿生脉散补气阴、敛汗、生脉，使耗伤之元气得以收敛。人参易太子参，专主气阴，配生地养营益血，血与气相融，和而流注；麦冬增强心志而养胃液；五味子味酸（实五味俱全），敛涣散之津精；和入甘草，有国老草之称，补脾气而缓中，诸气充盈，血脉荣华，诸症自释。

方歌：荣心汤仿生脉散，麦冬五味太子参，
　　　　运用地黄血气融，国老甘草和诸药，
　　　　烦悸汗渴怵惕俱，心荣康复诸症除。

按语：方氏荣心汤所选药物性能具有滋阴、和阳、益气、养血，以资津液之效。如太子参气阴俱备，生地阴血俱全，麦冬五味养阴敛气，甘草和阳调中。注之于脉，脉乃血所灌溉，血为心所生养，心为十二官之首，津液奉养归于心，心平气和，故汗渴自收，烦悸怵惕得以安宁，是汤有荣心之功及改善心功能之效。

加减运用：气虚甚者加党参、黄芪，扶元益气；血虚甚者加归身、丹参养血通脉；阴虚甚者加北沙参、珠儿参、西洋参滋养阴液；阳虚者，舌见淡红，畏冷四肢不和，加桂枝、附子通和阳气；惊悸、多汗不收加龙齿、龙骨、煅牡蛎、玄精石收敛精气；少寐不宁加柏子仁养心安神；胸闷加瓜蒌皮、浙贝母或郁金、枳壳利气机宽胸。

典型病例：

张某，男，13岁，学生，1978年3月12日求诊。

患儿因扁桃腺炎时发，发热、咳嗽、胸闷懊恼、汗出心悸等症去某医院诊为心肌炎症，经治疗而愈。半年以来神疲劳累，学习不进，心恍汗出，胸闷不畅，苔薄质红，脉小数。患儿形体瘦弱，系早产儿，又人工哺育，育养失调，而平素多病。辨证为心气不足，营血亏乏，液不内守。拟荣心汤加味。

太子参30克	麦 冬10克	五味子10克	生 地30克
甘 草5克	柏子仁10克	郁 金10克	龙 牡各30克

服剂后诸恙均减，原方加减，一月后诸恙均释，体重增加，学习有进步。

养肝汤

组成： 丹 参15克　杭白芍10克　桑椹子10克　枸杞子10克
女贞子15克　川楝子10克

功能： 养肝柔泄，补血理气。

主治： 肝虚、眩晕、弱视、胁痛、惊痫、梦扰等症。苔薄净，脉弦或细弦。如肝炎迁延不愈、视力减退、惊风等症。

服法： 每日一剂，加水煎，煎20~30分钟取汁服，再加水煎取二汁，相隔4小时进服。

方解： 肝为藏血之所，体阴而用阳，目为肝之窍，胁为肝之分野，肝主筋，司疏泄。方氏按肝脏生理、发病症状和实践经验，订立养肝汤。选功同四物的丹参，活血行血，调整血液运行，有以通为补的意义。科学实验证明，丹参有大量维生素E样作用，可起理肝的效能。理者有养、化两种含义，故《大明本草》称其有祛瘀生新的功效。配杭白芍使肝不妄横而得以柔养，二味相合，养血而不凝血，理瘀而不伤正。再入枸杞子、女贞子、桑椹子，养肝润血，明目濡筋；以川楝子独泄肝气而利络，共奏养血柔肝、泄木理气之功效。

方歌：养肝汤选紫丹参，杭芍枸杞女贞子，

桑椹川楝入肝经，治肝诸法参其中。

按语：方氏养肝汤集王旭高与近贤秦伯未先生论治肝病大法，寓补、养、滋、柔、缓、和、镇、搜、舒、散、化、平、泄、疏、折、清、凉、泻、温、理、调、潜、息、敛诸法，真是尽善尽美。由此悟出肝藏血、司疏泄两大功能，药物当选性能含柔、补、散、泄、敛作用者，治疗当选养肝、泄木之法。

丹参功在祛瘀生新，含通寓补。配杭白芍养肝阴，且收敛作用协同治肝。入枸杞子补精强肾，明目清肝；女贞子，又名冬青子，乃补阴上品；桑椹子利血脉，明耳目；再用川楝子苦寒独泻气火，有散结之功。由此可见，养肝必须柔泄，使肝不壅滞，达到养血柔肝目的，收效尤大。

加减运用：头眩胀晕加菊花、白蒺藜散风热；心烦口苦加丹皮、栀子泄肝热；小溲不清加泽泻、碧玉散引湿热下行；大便秘结加枳实、羊蹄根化滞通腑；惊痫加龙牡镇神，或加全蝎、地龙解痉止惊，或加青皮、钩藤泻肝定惊；纳呆加枳壳、白术健运胃机，促进食欲，或加山楂、麦芽消食化积。凡肝功能不佳，酌加甘菊、紫花地丁排解毒素，或加黄芩、栀子清热利胆，或加灵芝、脐带培元保肝。

典型病例：

李某，女，12岁，学生，1975年5月2日求诊。

患儿面色不泽，口苦烦热，胸胁闷满作痛，纳减，大便干结，小便色浓，苔薄质红，脉弦小。有肝炎病史。此病由于病毒伐肝，肝不藏血，肝虚则气、火有余，横逆于络，加之湿热不清。治拟养肝泄木，渗利湿热。

丹　参 10克	生白芍 5克	枸杞子 10克	女贞子 10克
丹　皮 10克	栀　子 10克	川楝子 15克	枳　实 5克
碧玉散（包）10克			

复诊在原方基础上加减，连续服至一月而愈。

🍃 理脾汤

组成： 党　参 12克　　白　术 12克　　枳　壳 5克　　鸡内金 10克
　　　　鹤　虱 10克　　山　楂 10克　　白扁豆 10克　　甘　草 5克

功能： 健脾胃，助生化，消疳化积。

主治： 治脾虚，形体瘦弱，偏食，厌食，纳呆或腹泻，苔薄腻，脉濡。如疳病、消化不良、胃脘痛、腹痛、胃炎、肠炎等症。

服法： 每日一剂，加水煎，煎20～30分钟取汁服，再加水煎取二汁，相隔4小时进服。

方解： 方氏理脾汤以枳壳、白术为本，白术与党参、白扁豆补中脏，生升脾胃之清气。枳壳与鸡内金调胃消滞，与山楂开胃消积，助增食欲。枳壳与鹤虱化积化虫，清除虫患补正。诸药共奏健运脾胃、消疳化滞之功效。

方歌： 理脾功在消补全，白术扁豆潞党参，
　　　　健脾助运调中脏，枳楂鸡金陈鹤虱，
　　　　开胃化滞疳积消，顿开粮仓形体壮。

按语： 脾胃为仓廪之官、水谷之海，容一切营养而化其糟粕，故主生化，为后天之本。一旦脾胃虚弱，消化与吸收障碍，则不能化解其剩余残渣，不能化生机体有益物质。理脾汤所选药物功在消补兼施，有益生化，生气、血、津、液，化疳、积、湿、滞，强化代谢功能，而促进健康。

加减运用： 舌苔垢腻，常出现疳证，加黄连、厚朴燥湿清热，重则加胡黄连、芦荟消疳清热；大便臭秽加制大黄、甘草通腑清热；经常腹泻者加砂仁、砂壳醒脾止泻，或配伍怀山药、芡实、石莲肉健脾

止泻，或配伍肉豆蔻温脾止泻。水样便者加炮姜暖脾止泻，脾阳虚久泄者附子亦可加入。

典型病例：

赵某，男，11岁，学生，1970年12月1日求诊。

由于患儿婴童期母乳不足，辅以奶糕、米饭致肠胃消化吸收功能不佳。察诊形体瘦弱，肌肉松弛不丰满，食欲不旺，腹鼓气作胀，大便时溏时结，舌苔薄腻，脉濡。证属脾胃不健，消化失职。治拟消补兼施，理脾汤加味。

党 参 10克	白 术 12克	扁 豆 10克	茯 苓 10克
山楂肉 10克	鹤 虱 10克	炙鸡内金 10克	枳 壳 5克
肉豆蔻 10克	生甘草 5克		

服剂之后，大便下黏薄粪质，胀气减，食欲有所好转。在原方基础上去鹤虱、肉豆蔻，加山药、谷芽、麦芽续服15剂。后又续服10剂，并嘱炒麦粉与食糖加水调成浆液作膳点。之后由其家人来诉，孩儿很健壮，智力提高，能参加体育课锻炼。

益肺汤

组成： 北沙参 15克　麻　黄 5克　炒香甜葶苈子 10克　牛蒡子 10克
　　　　甜杏仁 10克　百　合 15克　天浆壳 5只　　　　甘　草 5克

功能： 益养肺金，升降气机，肃化痰浊。

主治： 治肺虚，痰饮留滞肺脏，咳嗽喘息，气吼痰鸣，时易感冒咳嗽。如伤风后咳嗽不绝、肺炎、支气管炎、哮喘等症。

服法： 每日一剂，加水煎，煎20～30分钟取汁服，再加水煎取二汁，相隔4小时进服。

方解： 益肺汤中存三拗汤（麻黄、杏仁、甘草），加入葶苈子、牛蒡子泄肺中痰饮之实，民间常以单味药应用的天浆壳入伍，止咳、消痰、化饮尤胜。主用北沙参、百合清养肺气而固金，疗肺脏之虚，庶使气机升降有权，清肃得令，吼喘痰鸣平息，实得益于肺气一振，痰饮浊邪而除。此扶正、祛邪、标本结合，诚良法也。

方歌：益肺汤选北沙参，百合杏草益肺金，

阴泽肺润令肃降，麻黄葶苈天浆壳，

除喘消痰气自清，标本结合是良法。

按语：肺输布津液而司肃降，呼吸调匀则功能正常。益肺汤选北沙参、百合、甜杏仁清养肺气，润泽阴亏，疗肺气之损，与甘草同用，补益和中。麻黄直走肺经，为治喘第一药，功能肃寒宣肺而利气道（有人认为麻黄有发汗亡阳之弊，但经过水煎，其挥发之性已衰，可令患者家属水煮去其沫，或多煎片刻，其麻性减弱或消失，减弱发汗之性，仍不失开气道平喘息之效），与葶苈子、牛蒡子合用泻肺消痰，入天浆壳止咳，共起升降气机、清化痰浊之效。北沙参与麻黄配用，乃受前辈立阳和汤方的启迪，阳和汤以熟地、鹿角胶温补，姜炭、肉桂、甘草回阳通脉，用麻黄、白芥子独走肌腠、经络间隙与经络、脏腑间隙，有疏寒凝、消阴结之效。此乃众所周知。益肺汤则以北沙参、百合清益补养，甜杏仁、甘草润肺降气，天浆壳理肺止咳，以益其本；佐麻黄、葶苈子开气道、利水道而消隐匿寒热之痰。实践观察，疗效确切。

加减运用：凡见烦热、口渴者加竹叶、知母清热，或加天花粉、玉竹清热润肺；汗多者加黄芪、麻黄根益气固表，或太子参、麦冬益气收汗，或糯稻根须、碧桃干养胃气、止虚汗，或龙骨、牡蛎镇敛止汗；胸膺胁满加瓜蒌、浙贝母、橘络利气利络；颈项瘰核、淋巴结肿者加山慈菇、芋艿丸或半贝丸消痰化结；元气不足者加脐带或紫河车粉补元培本。（凡用上类药物时酌情去麻黄、葶苈子）

典型病例：

管某，男，9岁，学生，1980年1月20日求诊。

患儿咳嗽气怯而逆，呼吸不顺，痰多稠黏有白沫，咯吐不爽，胸膺闷满，颈项淋巴结可及，舌苔薄白质红，脉小数。此乃肺气不振，肃降失令，气机不展，痰浊迷恋。患儿在母体时，母有哮喘之疾，胎元不足。拟益肺气以润泽，化痰浊以消结为法。

北沙参 15克	野百合 15克	甜杏仁 10克	麻　黄 5克
山慈菇 10克	生甘草 5克	天浆壳 5只	瓜蒌皮 10克
牛蒡子 10克	浙贝母 10克	炒香甜葶苈子 10克	

　　服剂后，咳嗽渐平，咯痰见爽，痰核渐小，后以生紫菀易麻黄，水炙桑白皮易葶苈子，浙贝母改半贝丸吞食，续服两周。后又以原方加脐带培本。一月后随访，诸恙均释，康复体壮。

调肾汤

　　组成：菟丝子 15克　　远　志 5克　　益智仁 10克　　　黄　精 10克
　　　　　蚕　茧 10克　　生熟地各 10克　　功劳子（叶）10克

　　功能：调肾养精，益脑聪耳，通志益智，补元培本。

　　主治：治肾虚，眩晕，耳鸣目花，记忆力差，思维能力差，智力不健，尿频，遗溺，遗精，苔薄质偏红，脉细弱者。如热病、脑病后脑力不健，肾病肾炎均可采用。

　　服法：每日一剂，加水煎，煎 20～30 分钟取汁服，再加水煎取二汁，相隔 4 小时进服。

　　方解：方氏调肾汤主选生地、熟地，大补肾之阴阳；合菟丝子、蚕茧养精以填真元；配黄精、功劳子（叶）滋补营阴而资肾气；又入远志、益智仁通志益志。诸药功奏调益肾气、增添精髓、涵养窍络之功效，使诸症得以释除。

　　方歌：调肾汤用二地黄，菟丝蚕茧养真元，
　　　　　　远志益智益智志，黄精功劳肾气沛，
　　　　　　补肾养髓涵窍络，促长抗老堪相宜。

　　按语：肾藏精髓，又为蛰封之脏，秘而不泄，为先天之本。人身必须依靠肾气的强盛才能保证正常的生长发育过程，并能增加抗御疾病的功能。若肾气不足，精髓耗伤，则发育受限，疾病层出。如眩晕、记忆减退、智力不健、耳鸣目花、腰酸等症，通过调补肾精的药物资助，可以驱除疾病，促进生长发育，保证健康。调肾汤具备调补

肾气、养精髓、益脑聪耳、补元培本的功用，可防止未老先衰，对老年人能增强活力、抗老防衰，确是防治、康复、保健的良方。

加减运用： 凡阳亢上扰而见头痛加天麻、石决明或菊花、蒺藜定风泄阳；心悸恍惚而烦者加麦冬、太子参、何首乌交通心肾；腰酸加杜仲、补骨脂强腰府；小便短少加泽泻、通草、怀牛膝通阳利水；肾亏烦热加龟甲、丹皮、黄柏滋阴降火；畏冷神疲者加肉苁蓉、鹿角胶温阳通督。

典型病例：

钱某，男，18岁，1990年3月求诊。

患者正值发育时期，形体瘦弱，眩晕目暗，智力一般，面红烦热口渴，神疲劳累，舌质红苔薄，脉小数。证属阴虚肾水不足，精气亏弱。治拟补益肾水而清虚热。用调肾汤加味。

龟　甲 10克	丹　皮 10克	泽　泻 10克	太子参 30克
远　志 5克	黄　精 10克	菟丝子 10克	功劳叶 10克
蚕　茧 10只	生熟地 各10克	益智仁 10克	

服剂后，面红烦热见减，精神转健。原方续服至30剂，诉神清气爽，学习有进步。

小结

宇宙太极分阴阳，而成天地。天为阳，地为阴，而成二仪。在人男子为阳，女子为阴。男精女血而构成胚胎。孕育赖母体营养、生长、胎教，一至十月分娩之期，称之为"先天"，故孕育期为先天。

后天者，自分娩出生，呱呱坠地，离母体之日起，首先由母乳饲育，尤须食物补给，乃赖脾胃生化之功能，化生精微，弃其糟粕，以养其身。生长、老衰至天年，概称为"后天"。脾胃者为后天之本。

人身禀赋之强弱，乃得于母体滋润之多寡。如果先天供养不足，又失于后天调养，往往体质羸弱，容易疾病丛生。若先天不足，当补给后天。幼童期稚弱，在此期间后天补给培养至关重要，也是关键时期。在哺育期至生长发育期贵在保养，须加强锻炼和治理。治理之法，方氏立五脏补虚、康复调治系列方。一是荣心汤，治心虚、心悸怵惕、烦躁虚汗，如心肌炎后遗症。二是养肝汤，治肝虚、弱视、胁痛、惊痫，如肝病后康复不佳、贫血等。三是理脾汤，治脾虚、消化不良、偏食厌食、纳呆及肠炎等。四是益肺汤，治肺虚、咳嗽屡发、气吼痰鸣瘦弱者，如支气管炎、肺炎、哮喘等。五是调肾汤，治肾虚、智力不佳、思维不集中、尿频、遗溺、遗精。如热病、脑病致智力低下者以及肾炎等，均可按病情选择应用，补给后天，治理调养，有促进儿童生长发育、增强体质、减少发病以及病后康复、防衰老等防治作用，保障身体健康。

方宝华

1990年7月

方氏本草随读

序

　　古今中药书籍所列药物品种繁多，难读难记。初学者往往觉得杂而无助，漫无边际，无所适从，难以选择。余致力于中华传统医学已七十春秋，深悟张氏景岳"用药如用兵"之说。兵之战术，固守阵地及冲锋陷阵也。用药之道正如用兵，有守有攻，保存实力，消灭异己。历代医家有曰："熟读王叔和，不如临证多。"经历数十载的医疗实践，深感为医既要熟读王叔和，又要临证经验丰富。在理论上要创新，在实践中要总结胜负案例，不断探索，推进真理。因此，两者不可偏废。余在用药时以不失药物原有之性为奥旨，又力求推陈出新，有所发现，有所创新。例如辛温解表药中之荆芥、防风，既有辛温解表之效，又可祛风，入血分，治产后恶血不止、经期经水淋漓不尽。故用药之道在于精益求精，创造革新。兹根据长期临证经验及对于药物运用的钻研探讨，慎重选择四百余味中药，归纳其特征，由吴建国主任整理，又承许道嵩主任纂校，集而成册，将以付梓，而广传之。本书字笺句释，使知药品主要性情，读之易懂易记，临证考之，不致误用。便于初学者开启朦胧，临床医师切磋探讨，以及对中医药有兴趣的广大读者作为参考。

　　本书所列药品分类，一律按上海市药材公司技工学校所编之《中药学》教材编排，皆属现代常用中药。药性说明简要通明，内容注解综合个人临床经验及诸家学说，由博返约，便于搜求。然囿于医书浩瀚，泛览为难，而案头藏书却寡，涉猎不多。集中采集，不过数家。且限于篇幅，不能尽录。或有不可废者，僭为删减，亦未可知。苟能使读者据之检药，以应仓促之需，则作者苦心可表矣。

❧ 辛温解表药（发散风寒，共十味）

麻黄$_1$ 定喘，根止汗

（水炙减少发汗，蜜炙减其燥烈。麻黄发汗解肌表，同杏仁、莱菔子消痰定喘）

香薷$_2$ 一味祛暑湿

（宜冷服，免致吐逆）

细辛$_3$ 磨粉通鼻窍

（用量不宜过大，一般1~3克）

桂枝$_4$ 通阳又利水

（四肢肿非桂枝不能退）

紫苏$_5$ 散寒和理气

（用于妇科功尤殊，同香附、生姜止吐又祛痰）

藁本$_6$ 头风顶上治

防风$_7$ 擅治子宫风

荆芥$_8$ 祛风善散瘀

（荆防二味炒炭，用治妇女经血产后恶露不尽，又能防治产褥热。炒黑入血分而止血）

白芷$_9$ 主治额眉痛

羌活$_{10}$ 止痛治头风

（外敷可消肿，但性燥，皮肤易损裂）

❧ 辛凉解表药（发散风热，共十二味）

薄荷$_1$ 解郁清头目

桑叶$_2$ 清宣入肺经

（甘寒但非润养之药，治燥热伤肺，必配甘寒润肺之品，如沙参、贝母类）

菊花$_3$ 平肝散风热

（甘菊平肝清热解毒，治头目不清，迎风流泪，与桑椹子合用。滁菊味佳，常合枸杞子治头目之用）

葛根$_4$ 解肌止泄泻

（治颈椎病，有黄体酮作用）

升麻$_5$ 升阳清热毒

（生用透疹、解热毒；蜜炙升举清阳）

柴胡$_6$ 和解疏肝郁

（为疏肝诸药之向导，升举清阳必用之品）

豆豉$_7$ 除烦利湿热

（热病虚烦懊恼）

蝉衣$_8$ 利咽定惊搐

浮萍$_9$ 利水透斑疹

（发汗胜于麻黄，下水捷于通草）

牛蒡$_{10}$ 祛痰消咽肿

（性寒滑利，通便，脾虚腹泻忌用）

蔓荆$_{11}$ 风热头目痛

（古方中尚有"聪明益气汤蔓荆"之说。所主皆头面风虚之证）

木贼$_{12}$ 明目退翳障

（用治肝硬化，消痞软坚）

清热泻火药（共十二味）

清热药能泻火毒

石膏$_1$ 独清气分热，凉血明目又燥湿

知母$_2$ 用清阳明热

寒水石$_3$ 功胜石膏

栀子$_4$ 能清三焦火

（有降低胆红素及退黄作用）

芦根$_5$ 清热而解渴

（温病书载清湿热，临床有益于清热）

花粉$_6$ 清热养胃阴

（天花粉与知母清热又生津，天花粉又能软坚消痰结）

蒌皮$_7$ 化痰除胁痛

蒌仁$_8$ 通秘降痰气

（肺与大肠相表里）

竹叶$_9$ 利尿清心热

（淡竹叶利尿、渗湿泄热见长；鲜竹叶清心热较好，且能凉胃，可治上焦风热）

夏枯草$_{10}$ 排毒又软坚

（泻实火，可用于杂证耳鸣耳聋）

鸭跖$_{11}$ 清热胜竹叶

荷叶$_{12}$ 芳香升清气

（荷蒂止泻，白荷花独解暑毒，用于肝病及病毒佳）

清热解毒药（共三十四味）

银花$_1$ 泄热又利水

忍冬藤$_2$ 清络止痛

蒲公英$_3$ 独清暑毒

（内服治疗疮、锁喉风、乳蛾肿）

连翘$_4$ 消结清温毒

连翘心$_5$ 独清心热

山慈菇$_6$ 磨汁消痰

（治结核、淋巴结肿、肿瘤、痛风）

漏芦$_7$ 消疡及通乳

芙蓉叶$_8$ 治疮消肿

（一味芙蓉叶磨粉外用）

鱼腥草$_9$ 清肺热毒

虎耳草$_{10}$ 消耳内脓

败酱草$_{11}$ 可降PT

（败酱草与红藤、丹皮治阑尾包块）

垂盆草$_{12}$ 降酶良药

（垂盆草制成冲剂服用方便）

肺喉痰阻用射干$_{13}$

咽痛喉痹挂金灯$_{14}$

（挂金灯酢浆治肝病，用其清热并有退黄疸之用）

肝药白毛夏枯草$_{15}$

白蔹$_{16}$ 独治疮疡毒

开金锁$_{17}$ 消痈利咽

（即荞麦根用治膈症，如食道癌、贲门及幽门病变）

红藤$_{18}$ 止痛排脓毒

（大黄牡丹皮汤加红藤、败酱草、生薏苡仁治急性肠炎、急性阑尾炎及消包块）

土茯苓$_{19}$ 泌尿专药

（用于急性尿道炎及阴道炎效著）

山豆根$_{20}$ 可解喉痹

（治食道癌，服后稍有反恶的副作用）

马勃$_{21}$ 消肿又止血

（马勃粉末直接扑于疮口，如鼻衄、咽喉红肿等）

喉科要药金果榄$_{22}$

（可用治癌肿，消瘿最佳）

一枝黄花$_{23}$ 治热毒

（一枝黄花与蛇床子、苦参、黄柏、龙胆草等水煎外用，治妇女阴户红肿、滴虫、霉菌效著，如见下坠加升麻、黄芪、枳壳，寒者加紫苏、香附）

鸦胆子$_{24}$ 治休息痢

蜀羊泉$_{25}$ 外科带浊

（治肿块、关节炎）

草河车$_{26}$ 清疗诸毒

蛇莓$_{27}$ 可解一切毒

（治肾病蛋白尿有希望）

龙葵$_{28}$ 用治诸肿瘤

（其有清升作用）

蚤休七叶一枝花$_{29}$

消痈定惊又止痉

（李时珍通治疡症，方氏用于癫痫清热定惊）

白头翁$_{30}$ 治便脓血

马齿苋$_{31}$ 清肠消炎

穿心莲$_{32}$ 治诸炎症

清热解毒蛇舌草$_{33}$

（消肿块，用于胃溃疡）

外治癌症半枝莲$_{34}$

（内疗肝病毒）

清热凉血药（共十二味）

地黄$_1$ 养血又滋阴

紫草$_2$ 独泄血中热

犀角$_3$ 凉血解热毒

（可用水牛角替代，如发斑与大青叶、鸭跖草配用）

牛黄$_4$ 一味解胎毒

板蓝$_5$ 清咽治喉痹

青黛$_6$ 一味清肝热

（青黛与海蛤合用名黛蛤散，清热止血，青黛与六一散名碧玉散）

玄参$_7$ 滋阴清热毒

（治慢性咽炎属阴虚者）

大青叶$_8$ 解毒凉血

丹皮$_9$ 凉血能清热

（治经期紧张症及小叶增生，早期效著。与栀子同用有丹栀逍遥散方）

赤芍$_{10}$ 清热散瘀毒

茅根$_{11}$ 清心又利水

（芦根清胃热，茅根泻心）

白茅花$_{12}$ 专治衄血

清虚热药（共四味）

银柴胡$_1$ 独清虚热

地骨皮$_2$ 骨蒸痨热

青蒿$_3$ 除疟能清暑

白薇$_4$ 疗虚又清肺

清热燥湿药（共九味）

黄连$_1$ 泻心又降浊

黄芩$_2$ 退热虚者宜
下焦湿热用黄柏$_3$
胡黄连$_4$ 可清疳热
龙胆草$_5$ 独泻肝火
秦皮$_6$ 明目清血痢
苦参$_7$ 清热又杀虫
治肤瘙痒白鲜皮$_8$
养肠清痔无花果$_9$

芳香化湿药（共八味）

藿香$_1$ 能正四时气
桂花$_2$ 悦胃又调神
（又名木犀花，民间称木屑）
佩兰$_3$ 叶芳香悦神
（化湿而不伤气）
白豆蔻$_4$ 芳香止呕
苍术$_5$ 燥湿健脾胃
砂仁$_6$ 止泻醒脾胃
厚朴$_7$ 宽肠又畅中
草果$_8$ 独燥太阴湿
（苔腻者甚，可用以燥湿）

利水渗湿药（共二十七味）

茯苓$_1$ 和中又分利
（赤者利尿强，白者缓泻力大）
木通$_2$ 善泄小肠水
猪苓$_3$ 泻水即健脾
通草$_4$ 通阳利水佳
泽泻$_5$ 泻水不伤阴
车前$_6$ 化痰利水道
黄疸要药是茵陈$_7$

灯心$_8$ 利水泻心火

薏苡仁$_9$ 利湿辅营养

防己$_{10}$ 退肿疗心疾

解血热毒赤小豆$_{11}$

民间安胎苎麻根$_{12}$

河白草$_{13}$ 治河白肿

（河白肿指肾病水肿）

蟋蟀$_{14}$ 磨粉启癃闭

蝼蛄$_{15}$ 泻肿要慎重

枳椇$_{16}$一味解酒毒

瞿麦$_{17}$ 妇科带浊清

萹蓄$_{18}$ 通淋治尿痛

身肤瘙痒地肤子$_{19}$

尿路结石金钱草$_{20}$

滑利水道海金砂$_{21}$

石韦$_{22}$ 利水又通淋

萆薢$_{23}$ 通淋解湿毒

（治实证白带，虚证白带不宜）

滑石$_{24}$ 利水兼止泻

泽漆$_{25}$ 治痨消瘰疬

（抗结核，抗癌，手术前后可用）

清热利水冬葵子$_{26}$

（化湿浊，通便）

消结乳岩半边莲$_{27}$

祛风湿药（共二十八味）

风寒痹痛独活$_1$ 用

（腰以下用独活，腰以上用羌活）

豨莶$_2$ 祛风擅降压

臭梧桐$_3$ 蠲痹治风

苍耳子$_4$ 通达耳道

蚕砂$_5$ 止暑泻痹痛

秦艽$_6$ 药有内外功

（内可退黄，解骨蒸热；外通经络治关节痛）

蚕茧$_7$ 强壮止遗溺

松节$_8$ 通络痛痹效

菝葜$_9$ 胃癌疗效佳

走经通络海桐皮$_{10}$

治痹和络老鹤草$_{11}$

木瓜$_{12}$ 胃酸走筋骨

五加皮$_{13}$ 补虚通痹

桑寄生$_{14}$ 能强肝肾

（可止带）

鹿衔草$_{15}$ 治肾独功

威灵仙$_{16}$ 走十二经

络石藤$_{17}$ 清络痹热

祛风通络海风藤$_{18}$

（民间以此藤做成藤镯预防风湿病）

象形清络丝瓜络$_{19}$

（通经止痛）

顾名思义寻骨风$_{20}$

治痛消炎徐长卿$_{21}$

痹痛健步千年健$_{22}$

（通利脉络，治痿证四肢活动不便）

筋脉不利伸筋草$_{23}$

祛风湿痛接骨木$_{24}$

中风有功透骨草$_{25}$

（即凤仙花梗，凤仙花子即急性子，有下胎作用，妊娠忌用）

搜风湿毒乌梢蛇$_{26}$

蕲蛇$_{27}$ 风湿痹痛好

蛇蜕$_{28}$ 惊痫又安胎

❧ 平肝息风药（共十四味）

肝风内动羚羊角$_1$

目眩翳障石决明$_2$

天麻$_3$通络息肝风

（又名定风草）

代赭$_4$镇逆疗咳喘

祛风解郁白蒺藜$_5$

小儿防痉嫩钩藤$_6$

（合龙齿泻肝定惊宁神，改善心悸）

地龙$_7$利水定惊喘

贝齿$_8$镇痉定惊搐

僵蚕$_9$解痉消结肿

马宝$_{10}$化痰清心痫

玳瑁$_{11}$清热又镇痉

全蝎$_{12}$、蜈蚣$_{13}$风痉验

守宫壁虎$_{14}$抗癌用

（配龙葵、蜀羊泉、白花蛇舌草、半枝莲、蚤休治淋巴结肿痛、癌肿）

❧ 清肝明目药（共四味）

鸡冠青葙$_1$明目清

谷精草$_2$明目清翳

（民间又名移星草，能消蟹珠，取鲜者与鸡蛋炒菜作药膳，鲜用防治甲肝）

决明子$_3$治头目疾

（有减肥、减脂及防暑之用）

密蒙花$_4$消渴明目

（疗糖尿病目疾，防失明）

❧ 温化寒痰药（共九味）

化痰止咳分温清

半夏$_1$燥痰止呕捷

（合陈皮可降血脂）

南星$_2$解痉祛风痰

面瘫主用白附子$_3$

皮里膜外白芥子$_4$

桔梗$_5$祛痰主排脓

旋覆$_6$降气平喘逆

白前$_7$清肃化痰浊

（止嗽散中有白前）

麻疹咳嗽天浆壳$_8$

鹅不食草$_9$通鼻窍

（与细辛、辛夷、栀子、藿香、黄柏，煎水熏鼻治鼻炎）

清化热痰药（共十四味）

贝母$_1$又有川浙分

川润浙清消痰结

前胡$_2$风温咳嗽用

竹茹$_3$二清肺胃热

中风痰鼾淡竹沥$_4$

热痰迷心天竺黄$_5$

礞石$_6$力猛主消痰

蛤壳$_7$清养肺阴良

消瘰化结海浮石$_8$

止酸消结瓦楞子$_9$

海藻$_{10}$用治甲状腺

葶苈$_{11}$泻肺化痰水

开音清燥胖大海$_{12}$

开郁出音玉蝴蝶$_{13}$

清肺排脓冬瓜子$_{14}$

止咳平喘药（共十二味）

杏仁$_1$润燥止咳又通便

马兜铃$_2$ 肺热阴伤

枇杷叶$_3$ 肺胃气虚

款冬花$_4$ 温润养肺

天竺子$_5$ 独具止咳

（与腊梅通用治疫咳）

钟乳石$_6$ 理气补肺

鹅管石$_7$ 敛肺通乳

紫菀$_8$ 久咳而通便

千年红$_9$ 疗老慢支

风茄$_{10}$ 作烟吸喘停

（不能过量，过量致瞳孔散大，慎用）

百部$_{11}$ 凡咳皆可用

鼠曲$_{12}$ 化痰奏奇效

理血药（共三十三味）

丹参$_1$ 一味四物功

川芎$_2$ 升清疗头疾

桃仁$_3$ 润血能通秘

泽兰$_4$ 香窜止痛好

（妇科治痛经、化血瘀，为调经要药。用于心脏病活血化瘀，缓解心绞痛。治糖尿病有化湿通瘀止痒作用，且有降血脂和降压作用）

红花$_5$ 养血又活血

（藏红花倍胜红花）

月季$_6$ 凌霄$_7$ 调经病

产后恶血益母草$_8$

活血通瘀鸡血藤$_9$

消胀止痛刘寄奴$_{10}$

牛膝$_{11}$ 补腰又利水

水蛭$_{12}$ 虻虫$_{13}$ 削癥块

苏木$_{14}$ 行血祛瘀肿

虎杖$_{15}$ 力专风湿痛

皂角$_{16}$ 外用消疮肿

乳$_{17}$ 没$_{18}$ 治伤痛敛疮

（消瘀止痛又敛疮，内服止咯血）

郁金$_{19}$ 开郁通心肝

姜黄$_{20}$ 温通擅止痛

延胡$_{21}$ 功擅止诸痛

气血瘀滞五灵脂$_{22}$

直达病所穿山甲$_{23}$

亦治肝肺平地木$_{24}$

活血清热石见穿$_{25}$

痈疮肿毒紫荆皮$_{26}$

血竭$_{27}$ 通秘又化瘀

莪术$_{28}$、三棱$_{29}$、王不留行$_{30}$

（破瘀消肿，行通乳）

地鳖虫$_{31}$、落得$_{32}$、自然铜$_{33}$

（伤科专用接骨功）

止血药（共十六味）

脱力民用仙鹤草$_{1}$

下焦血证大小蓟$_{2}$

利水化疗荠菜花$_{3}$

诸血证用血见愁$_{4}$

艾叶$_{5}$ 暖宫祛寒痛

白及$_{6}$ 止血疗肺痨

山茶花$_{7}$ 治便痔血

参三七$_{8}$ 疗诸血证

地榆$_{9}$ 烧伤收敛功

茜草$_{10}$ 止血祛瘀妙

蒲黄$_{11}$ 化瘀清血热

藕节$_{12}$ 清瘀又止血

（炭用止血，生用利关节及清络脉，血尿可除）

棕榈$_{13}$ 胎漏常用药

血余$_{14}$ 常用作清通

花蕊$_{15}$ 研粉止诸血

瓦松$_{16}$ 善治胃宿疾

补血药（共四味）

首乌$_1$ 养精又润肠

当归$_2$ 活血又补血

白芍$_3$ 柔肝又利阴

（血虚寒用功最大）

熟地$_4$ 补血填肾精

理气药（共三十一味）

橘皮$_1$ 和胃燥湿痰

橘叶、核、络$_2$ 消结痛

小青皮$_3$ 解郁疏肝

枳实壳$_4$ 行气消滞

（枳实治痛，枳壳除胀）

薤白$_5$ 善启胸痹痛

金铃$_6$ 疏肝又杀虫

乌药$_7$ 暖疝温子宫

苏罗$_8$、预知$_9$ 气滞通

香附$_{10}$ 加制治痛经

香橼$_{11}$、佛手$_{12}$ 肝胃气

舒气利气大腹皮$_{13}$

妊娠水肿天仙藤$_{14}$

风湿痹痛路路通$_{15}$

治胃名药九香虫$_{16}$

甘松$_{17}$ 香窜走胃经

枸橘$_{18}$ 利气消疝气

心胃病檀香$_{19}$ 即胜

三花馥郁治胃气

（三花指绿梅花[20]、代代花[21]、玫瑰花[22]，可单用或合用，代茶饮之）

蔷薇[23] 解毒口腔用

腊梅[24] 防疫蔻咳嗽

（与天竺子同用，治顽固不愈之咳嗽及儿童百日咳）

刀豆[25] 虚寒呃逆除

山奈[26] 香浓理气行

（民间端午做香袋主料，非化学代用品之山奈，后者剧毒）

沉香伽楠[27] 气痛神

柿蒂[28]、柿饼[29]降呃逆

（与琥珀研粉入琼玉膏，顺气止咳定喘）

广木香[30] 理气宽肠

红木香[31] 效同偏香燥

（广木香、红木香皆理气之品。气郁不达用广木香，气盛抑郁用红木香）

补虚药（共十一味）

人参[1] 一味独参汤

（补气回生救危急）

黄芪[2] 益气独升举

（内用固表外托毒）

党参[3] 益气补中气

白术[4] 健脾尤渗湿

太子参[5] 气阴双备

紫河车[6] 大补元气

扁豆[7] 健脾又止泻

甘草[8] 国老调中和

山药[9] 代粥理虚泻

脐带[10] 大补元真气

黄精[11] 充饥备救荒

（黄精耐饥，糖尿病之消渴善饥用之中和糖原）

补阳药（共二十四味）

鹿角$_1$ 温督全身暖

鹿茸$_2$ 补血填精髓

淫羊藿$_3$ 是淫羊藿

温肾壮阳强腰膝

仙茅$_4$ 起阳补命门

苁蓉$_5$ 兴阳又润肠

顾名思义补骨脂$_6$

补阳益肾巴戟天$_7$

养肾益脑益智仁$_8$

养精明目潼蒺藜$_9$

菟丝子$_{10}$ 专养精髓

蛤蚧$_{11}$ 停喘是圣药

冬虫草$_{12}$ 疗劳为胜

锁阳$_{13}$ 敛精益元阳

胡芦巴$_{14}$ 温补肾阳

（尿频、丹田不暖有奇效）

海龙$_{15}$、海马$_{16}$ 壮阳药

韭菜子$_{17}$ 壮阳温肾

阳起石$_{18}$ 起阳暖宫

蛇床$_{19}$ 一味温子床

毛姜$_{20}$ 活血强筋骨

（即骨碎补，疗骨损及秃发）

川断$_{21}$ 强腰疗新伤

杜仲$_{22}$ 安胎炒断丝

（方用杜仲炭，炮制断丝者则佳）

狗脊$_{23}$ 温肾强腰脊

（民间止血用金毛，故曰金毛狗脊）

云母$_{24}$ 金匮治疟母

（用治脾肿大）

滋阴药（共十七味）

北沙参$_1$ 清养肺气

南沙参$_2$ 清肺泄热

枸骨十大功劳叶$_3$

疗损滋阴又清热

（功劳叶又名枸骨，浙省园林及山坡均产。其子功效尤胜）

西洋参$_4$ 养阴不足

（独滋阴分，泻火力逊于珠儿参）

银耳$_5$ 润肺养胃阴

珠儿参$_6$ 可代洋参

益阴清肺又止血

（泻火力胜而补阴逊于西洋参）

天冬$_7$ 养阴入肾经

（养肾阴又入肺经，消痰功殊）

麦冬$_8$ 归肺胃心经

（清心降火，止咳立效，天冬、麦冬甘寒清润，凡热性病者均可用之）

玉竹$_9$ 通治内外风

（外风治温病，内治筋虚抽风，可防中风）

百合$_{10}$ 养肺亦安神

石斛$_{11}$ 生津养胃液

（滋阴又清热，治热性病伤阴津，可称枫斗。石斛品种多，金石斛，其色黄如金，养阴较川石斛胜，清热逊于川石斛，鲜者尤佳，艺人作保嗓润喉用）

龟甲$_{12}$ 滋阴养心血

鳖甲$_{13}$ 清退虚劳热

羊乳根$_{14}$ 用治肺癌

（羊乳根即山海螺，治老慢支，止咳化痰）

女贞子$_{15}$ 养血润肠

枸杞子$_{16}$ 明目养阴

墨旱莲$_{17}$ 治诸血证

温里药（共十三味）

附子$_1$ 振阳数第一

（但过燥伤阴。温肾不如鹿角血肉之品。此药大辛大热，走而不守，用治阴寒里盛、亡阳暴脱、急救危逆必不可缺失）

肉桂$_2$ 补火祛寒痛

干姜$_3$ 散寒最温中

温中暖胃吴茱萸$_4$

散寒止痛高良姜$_5$

温中祛寒红豆蔻$_6$

寒湿停滞荜澄茄$_7$

花椒$_8$ 调味入食品

椒目$_9$ 又有退肿功

荜茇$_{10}$ 温胃祛寒湿

丁香$_{11}$ 治呃配柿蒂

温通疝气小茴香$_{12}$

祛风调味大茴香$_{13}$

消导药（共六味）

莱菔子$_1$ 消痰通积

鸡内金$_2$ 消积化石

麦芽$_3$ 化积又回乳

谷芽$_4$ 养胃助正气

阿魏$_5$ 蒜味消外肿

山楂$_6$ 擅消诸肉积

攻下药（共四味）

大黄$_1$ 将军急存阴

（有直捣黄龙、釜底抽薪之妙）

芒硝$_2$ 专泄下热结

（开水冲服，不用煎，外用乳腺炎、肿块敷贴）

番泻叶$_3$用单味服

（民间以泡茶饮服，大便急行）

芦荟$_4$消疳通便速

（小儿疳积，老年便秘）

润下药（共三味）

麻仁$_1$润肠通便良

郁李$_2$破积势力猛

蜂蜜$_3$润益百花酿

峻下逐水药（共七味）

二丑$_1$逐水通二便

消肿杀虫都可用

甘遂$_2$、芫花$_3$与大戟$_4$

三味峻泻有奇功

（遂上、芫中、大戟下，逐三焦水饮）

商陆$_5$泻水退肿急

巴豆$_6$猛泻须慎用

（民间炒用反止泻，也有巴豆去油用）

千金子$_7$独泻胆积

（上七味，体虚者、孕妇忌用。反实证，医者之心不可回避应用此类之药）

收涩药（共二十六味）

山茱萸$_1$补肾利精

五味子$_2$理气补肺

乌梅$_3$涩肠又生津

莲子$_4$健脾又敛精

莲子心$_5$擅清血尿

白莲须$_6$健脾理带

肉豆蔻$_7$ 温中暖肠

赤石脂$_8$ 理肠止泻

（白石脂功似赤石脂）

禹余粮$_9$ 久泻用之

椿根皮$_{10}$ 苦涩清带

五倍子$_{11}$ 涩肠止遗

凤眼草$_{12}$ 血痢带下

石榴皮$_{13}$ 杀虫涩肠

明矾$_{14}$ 收敛并解毒

（同郁金是白金丸）

芡实$_{15}$ 固精又止泻

白果$_{16}$ 久咳久痨佳

桑螵蛸$_{17}$ 固精理带

海螵蛸$_{18}$ 止血固带

（即乌贼骨）

覆盆子$_{19}$ 温暖膀胱

金樱子$_{20}$ 独治遗精

生牡蛎$_{21}$ 软坚潜阳

煅牡蛎$_{22}$ 收敛固涩

鸡冠花$_{23}$ 清热止带

（白籽治白带、白痢，赤籽治赤带、血痢）

浮小麦$_{24}$ 健脾止汗

糯稻根$_{25}$ 益气收汗

刺猬皮$_{26}$ 消痔止痛

杀虫药（共六味）

使君子$_1$ 杀虫消积

苦楝皮$_2$ 杀虫疗癣

槟榔$_3$ 消积又化滞

榧子$_4$ 味佳能杀虫

贯众$_5$ 杀虫与止血
鹤虱$_6$ 打虫功效强

重镇安神药（共七味）

安神药分两大类
重镇去惊实证用
如若虚证养心通
丹砂$_1$镇惊又解毒
潜阳纳气灵磁石$_2$
收敛尤以龙骨$_3$ 胜
更有龙齿$_4$ 疗惊痫
琥珀$_5$ 化瘀并通淋
珍珠$_6$ 上品清心脑
珠母$_7$ 平肝潜阳好

养心安神药（共四味）

枣仁$_1$ 味酸宁胆安
柏仁$_2$ 润燥入心经
远志$_3$ 宁神能化痰
合欢$_4$ 解郁又疗疮

开窍药（共四味）

麝香$_1$ 开窍醒神快
冰片$_2$ 芳香窜络快
化痰开窍石菖蒲$_3$
（九节菖蒲效尤著）
温开神效苏合香$_4$

方宝华
1997年10月

补益药对肿瘤病的响应

补益药是补充和增加人体津液、气血、精的药物。它既能维持人的生命，调整人体机体代谢的平衡，又能补偿机体因病害所丧失的有益物质，使机体各组织康复，消除疾病。

肿瘤病，是邪毒侵袭机体，伤害各组织的有益物质，使各组织细胞坏死，发生占位性病变，最终产生恶病质，导致死亡。从肿瘤邪毒入侵机体直至恶病质导致死亡的全过程来看，都是邪（肿瘤细胞）与正（津液、气血、精）的斗争过程。当邪毒侵袭之始，邪胜则病，正胜则不病，当肿瘤发生之后，邪胜正则恶化，正胜邪则好转，邪正双方势均力敌则病情得到控制。

补益药有补偿机体有益物质之功，能增强人体免疫力，有可能控制和改变恶液质的产生及进展。因此，根据补益药能滋生有益物质津液、气血、精的特性，运用补益药防治肿瘤病也是一种有效的疗法。兹将津液、气血、精的功能及人体缺乏这类有益物质时所导致的病证和有关病例述之于后。

❧ 补益药对津液的影响

津液是体内正常水液的总称，其中清而稀薄者是津，稠而浊者谓液。津液来源于水谷，经过胃的消化，由脾转输上达于肺，经肺的宣降、三焦的通调、肾与膀胱的蒸化和排泄等气化作用，津能弥散敷布于全身，温润肌肉，充养皮肤；而液则柔濡、润泽、输注于筋骨、关节，渗透于骨髓、脑海，使关节屈伸自如，脑髓得以充养，其中废物则变成尿排出体外，完成津液敷布和排泄的过程。一旦津液被邪毒所消耗或阻碍时则发生疾病，如伤津、夺液以致脱液，同时产生致病的有害物质。所谓津液为邪劫为痰，而痰衍化为火，凝阻脉络则为痰核、痰块（淋巴结节和肿块）。临床症状出现颈项、锁骨淋巴结节或肿块，鼻咽部干燥，汗出心烦，渴饮，干咳少痰，声音嘶哑，胸肩隐痛，气短神疲，舌红少苔或光剥无苔，脉象细数等症。每见于鼻咽癌、肺癌、淋巴瘤等。治疗则以补益药生津养液为法。

病案举例：鼻咽癌——养津补液、化痰消结案

张某，男，31岁，1983年7月27日就诊。

4个月前，患者在颈部发现结块，今则颈项转侧不利，吞咽不便，牙关开合不利，汗出心烦，面色不泽，无其他特殊症状。苔薄红，脉数。因家人患淋巴肿瘤死亡，由于劳倦所伤，情志所病，而致津液伤耗，痰浊蕴阻脉络。曾经某专科医院证实为鼻咽部低分化鳞癌颈项淋巴转移。治拟生津清气，化痰消结。

北沙参 12克	海 藻 9克	山慈菇 9克	橘 络 4.5克
白荷花 9克	玄 参 12克	牡 蛎 30克	僵 蚕 12克
蛤 壳 30克	穿山甲 9克	石 斛 30克	丹 皮 12克
赤 芍 15克	皂角刺 9克	刺猬皮 12克	郁 金 9克
青 皮 9克	生谷芽 12克		

按：察舌辨证，津液为痰火所劫，体液为伤，津液不能敷布，痰火胶结，凝于脉络成为痰癖、肿块。故选大剂生津养液的沙参、玄参、鲜石斛以补偿其丧失的津液；蛤壳、白荷花、橘络、生谷芽化痰，使津液流布；牡蛎、僵蚕、郁金、青皮消郁结之痰；海藻、山慈菇、刺猬皮走窜经络而清痰癖；赤芍、丹皮散瘀清热；又穿山甲、皂角刺直达病所，冀其津液来复，以益其本，气络清澈，不致痰癖胶固，而起养正消结之功。患者经放疗与中药治疗，于1984年1月9日复查转阴，获得良好效果。

补益药对气血的影响

气，上焦升发，宣五谷味，熏肤充身，泽毛如雾露之溉，谓之气。血，中焦受气，取汁变化而赤，是谓血。其源由肾所藏之精气、脾胃运化而吸收的谷气、肺吸入的清气合成。气血相贯，循行不息，气司呼吸，血荣经脉。由于气能化生万物，血能营养内脏，所以气、血相互为用。凡气血失于循常，调节、统摄失职，不能供给内脏，造成气血耗损。如气虚、血枯，同时也有气虚而滞的；或因血枯而涩，气血为病，症见形萎神衰、气短音低、心悸恍惚、汗出倦怠、肢节麻木、脘腹痞胀、痞气攻撑，甚至癥块、癖聚、噎嗝反胃、大便秘结或溏薄等症状，每见于胃癌、食道癌、肠癌等。治疗则以补益药益气调血为法。

病案举例：胃窦癌——调益气血、和胃消结案

钟某，男，70岁，退休工人。

患者因阻塞性黄疸于1976年6月4～24日住院治疗。出院诊断胃窦部癌。后经中医科门诊治疗。临床症状：胃脘胀痛，腹部较隆起，呕吐反胃，大便软溏，苔腻浊中裂，脉弦滑，面色萎黄不泽，巩膜混浊。患者年已古稀，脾胃无生化之力，气血滋生无力，而湿浊羁留则中运不得传输，升降失制。治拟益胃归脾以调气血，化湿消痰以开其膈。

皮尾参 9克	白 术 9克	黄 芪 12克	生当归 9克
黄 连 1.5克	青陈皮 各4.5克	厚 朴 4.5克	木 香 4.5克
砂蔻仁 各3克	枳 壳 3克	郁 金 9克	白螺蛳壳 30克
瓦楞子 30克	煅代赭石 30克	肉苁蓉 9克	

按：形神萎靡是气血两衰之外候。今脾胃为病，仓廪不藏，诸症丛起，取药溯自升阳益胃、归脾、香砂枳术三方，脾胃同治，资生气血之法。选参、芪、归、术等气血之味以养气血；香砂、枳术、豆蔻、青皮、陈皮有醒脾悦胃助运之力；佐连朴燥湿清热，以利升降；郁金开郁化痰；配代赭石、瓦楞子、白螺蛳壳除膈气、安五脏、消痰癖、化积结。加入肉苁蓉一味，意在补肾以助胃气（肾为胃关）。诸药升阳益胃，使气血归脾以资其本，增强健运传化之力以弃其糟粕（包括肿瘤邪毒），而收成效。经随访7年，胃窦部新生物形成狭窄，而后退化为胃小弯良性溃疡，后胃窦部溃疡线状愈合。患者额手称庆，近年来健康已如常人。

补益药对精的影响

精藏于肾，故肾者藏精而主水。精有两个含义：一指先天之精，受之于父母；一指后天之精，源于脾胃。精能滋养骨络，充盈脑海，使耳聪、牙坚……精还可主宰水液，故有水液代谢及调节功能，是濡润滋养和温煦造化的原动力，所以精是阴阳之本、生命之源，也是生长发展的源流。若精液枯涸，必致阴阳失调，先由阴伤，后及阳虚；或为热化，或为寒化；或兼水泛涉肾，出现头眩潮热、畏寒肢冷、心悸心慌、腰腹重累不堪、气怯形羸、面浮足肿、小便淋漓或失禁、大便干结或溏泄等症。这些症状每见于肾肿瘤、前列腺癌等。治疗则以补益肾精、滋阴维阳消翳为法。

病案举例：肾占位性病变（肾肿瘤）——补益精气、滋阴维阳消散阴霾案

张某，女，65岁，退休工人，1983年7月31日就诊。

患者头眩汗出，腰酸背疼，难以负重，不便转侧，排尿困难。舌质红，苔薄胖大，脉虚数。患者年老精气自衰，阴阳两气不相维系，水浊内聚，心肾失于交通，上为津液外溢，下为水道闭塞。患者有血尿病史，经某院同位素检查示"肾上极占位性病变"。治拟滋阴维阳，补精导水。

炙鳖甲 30克	牡 蛎 30克	生熟地 各12克	菟丝子 12克
肉苁蓉 12克	玉 竹 12克	鲜石斛 30克	玄 参 12克
天麦冬 各9克	孩儿参 12克	五味子 6克	茯 苓 12克
白 术 12克	泽 泻 12克	通 草 4.5克	薏苡仁 18克
僵 蚕 12克			

按：补精必先填阴，阴生阳长，故景岳有"善补阴者，必于阳中求阴，善补阳者，必于阴中求阳"之说。然补精之药，皆为甘咸之品。取生熟地黄、肉苁蓉、菟丝子、玄参、天冬补阴填精，精气自足，足以维阳。佐孩儿参、麦冬、五味养心丸，敛外溢之汗液；石斛、玉竹清益胃气；入鳖甲、牡蛎、僵蚕消坚化结，白术、茯苓、泽泻、通草、薏苡仁导水。精气充沛阴阳自调，心肾相交则液敛而水消，是乃调肾造化之法。治疗以来，血尿尽止，病情基本好转。

方宝华
1984年5月

升举法治疗直肠癌

直肠癌好发于直肠上段，近乙状结肠交界处，系属腺癌，起先在直肠黏膜上或肛门皮肤上有突起硬结，逐渐向周围及深处蔓延，并沿着肠管呈环状进行，形成肠腔狭窄而致排便困难。正如《外科大成》记载："锁肛痔，肛门内外如竹节紧锁，形如海蜇，里急后重，便黄细而扁，时流臭水，此无治法。"无论形态上还是临床症状及其预后，关于锁肛痔的描述与直肠癌非常吻合。随着时代的发展，诊断治疗都有了新的发展，开拓了医学的新局面，对直肠癌的治疗，运用"升举法"进行探索，获得了满意的效果。

病案举例

一、直肠癌晚期不能手术案

吕某，男，52岁，干部。1980年4月17日初诊。

患者系直肠癌，病已1年，某医院诊为直肠癌晚期已不能进行手术。刻诊：形体消瘦，皮肤黯黄不泽，讲话时气怯神赢，肛门坠重，灼胀疼痛，坐时备有坐垫，时有虚坐努责之便意而无粪便排出，若有便下则粪便常有黏液血迹，恶臭异常，腰骶疼痛，行走蹒跚，舌苔腻，脉象细。由于十年"文革"，患者精神不悦，气郁滞结，思虑劳倦则伤胃，加之饮食失调，肝脾为之不协，气津失调，是其先因。日久失治，胃本败坏，则生化无能赖以资运，在上不能转输变生为气营，在下亦不能传化糟粕，其病已成。观其证，乃肺脾气虚，调摄失其常度，在上为气虚之象，在下为虚坐努责、欲便不得之候，是为本病的临床特征。治疗以升举法开发上焦气营，以调达下焦糟粕。

生黄芪 30克	南北沙参 各15克	升 麻 3克	丹 参 15克
赤 芍 12克	淡海藻 12克	杏桃仁 各9克	穿山甲 12克
皂角刺 12克	象牙屑 3克	玄 参 12克	天花粉 12克
生牡蛎 30克	浙贝母 12克	肉苁蓉 12克	蜂 蜜 15克
西黄丸（吞）3克			

同时服用抗癌药喃氧啶片。

自治疗以来，迄今已4年之余，患者症状好转，虚坐努责、肛门重坠感及灼痛消失，大便自调，肿块从局部坏死而脱落，脱落处周围光滑且无脓水，3年中共脱落4次。

二、直肠癌手术人工造阴道会阴瘘案

陈某，女，51岁，纺织工人。1981年5月31日初诊。

患者于1980年底在某医院作直肠癌手术，行人工造瘘术，阴道会阴处瘘管时流臭脓水，形体虚弱，头晕心悸恍惚，汗出衾衣，夜间失眠，粪便软溏、次多，舌苔腻，脉象细濡。患者术后气虚弱，营卫不从，抵于肉里，内证见津液外溢，汗出便溏，外证见瘘管脓肿。辨证为肺气不固，脾运失常。治以升举下陷之气，调营卫而收汗液，和营以治瘘疡。

生黄芪 30克	党 参 15克	葛 根 15克	升 麻 3克
天花粉 12克	赤 芍 12克	炙僵蚕 9克	天麦冬 各12克
山 药 12克	茯 苓 12克	扁豆衣 5克	刺猬皮 12克
皂角刺 12克	象牙屑 3克	五味子 6克	

经3个月治疗，瘘管自闭。随访至今，康复如常。

☙ 治直肠癌宜用升举法

升举法的主要作用在于加强气的升举功能。用升举法治疗直肠癌，从表面看似乎令人费解，其实切中直肠癌的病因病机。因为直肠癌为大肠的局部疾患。病发之后，见里急后重，虚坐努责，便下脓

血，肿块环肠，肛门重坠，刺痛如锥，气怯劳羸，形体日益消瘦等症状。此病由肠风脏毒所导致，下焦湿热，风毒侵肠。辨其证，有寒热虚实之分，血清而色鲜，四射如溅是肠风，为肠热而血虚。同一下血，其因有别，治法各异，直肠癌便血一症，尤以肠风脏毒相继为患，所下之血往往鲜艳暗浊相混，而肛肠又有肿块，是寒热交杂，虚实相兼。治疗需见其症用其药。一般治疗常常以槐角丸清热祛风理血，或以真人养脏汤涩肠固脱止血，殊不知直肠癌久将伤津，肠液枯涸，中气下陷，致碍肺脾之气失去调摄，以至肠气闭塞。盖大肠主津，传导（化）糟粕，其经脉络肺，与肺互为表里，其又从属于脾胃，故主传化。肺乃气出入之所，主气而司呼吸，如肠病及肺或肺病及肠时，则导致气机出入升降失常，胸中宗气为之不振。脾胃居中，是生化气血之源，主运化，受纳和腐熟水谷，并敷布精微，而肠传化糟粕。当脾胃及肠受病时，升清降浊失司，则气血化生障碍，中气下陷。直肠癌既有中气下陷，又有宗气不足，必引起肠气不和，故前人有脾为生气之源、肺胃主气之枢之说。由此可见，直肠癌是以肺脾两经病变为主，以气虚为因，大凡气虚下陷的病证，必须治以升举药，升举其下陷之气。所以治疗直肠癌宜采用升举法。

✿ 升举法治直肠癌的机理

升举法为什么可以治疗直肠癌呢？直肠癌病机为肠液枯涸，气虚下陷，致肺脾之气失调。升举法，升可去降，升提下陷之气，故其主要作用在于加强升举气的功能，促进经络脏腑的活动。喻昌说："气聚则形盛，气衰则形亡。"张景岳也有这样论说："人之有生，全赖此气。"气乃人体的基本物质之一，是人体不可缺少的物质。治疗直肠癌使用升举法，升提举气，促进气机流动，同时促进人体的生命活动。五脏之气汇集于肺，肺朝百脉居胸中，是宗气积聚之处，司呼吸，贯通心脉，由此推动气流和调节血行。脾胃为气血生化之源，饮食入胃，游溢精气，上输于脾，脾气散精，上归于肺。这说明脾胃精微供养于肺，故肺气之充沛，须依靠脾胃。另一方面，脾能统血，有生化血液和统摄血液的功能，故脾胃称为"气血生化之源"，是气血之源。大肠与肺有表里关系，肺气的宣发和肃降促进大肠的传导，从而使粪便糟粕由大肠排泄。大肠与脾胃有从属关联，脾胃的消化与吸收，是生化的能量，促进大肠传化，大肠才能将糟粕排出体外。所以《素问·六节脏象论》指出：仓廪之本，营之居也，能化糟粕，转味而入出者也，就是这个意思。直肠癌由于气机升降失调，清不能升，浊不能降，影响了气血生化，宗气为之不振、中气为之陷下，所以升举法可以治疗直肠癌。其理由有四：一是升举中气，治理脾胃，升清降浊，调正大肠传导，有助气血生化。二是振作宗气，治理大肠津液，调整气血流注，不致有宗气不下脉中之血，凝而留之之意。三是有利于肺朝百脉，促进气流和血行的循环，使五脏之气会集于肺，从而使肺气下达大肠。四是使大肠有节，糟粕成条而下，一气灌之，燥润得中。

升举法配方的药理分析

升举一法，有升提举陷的效能及振奋"气"的作用，东垣、中梓造诣最深，凡气陷之证用之每获奇效。直肠癌的机理已述于前，兹将上述两例配方用药的药理分析综述于后。

黄芪、党参是补肺脾之气的猛将，同是益气药。党参有补气、生津液之功；黄芪有内托消疡的特点，未溃可消，已溃可收，生用泻火。升麻升举，得主药引阳气于最下之处，又散最高之邪，参芪得升麻率领，使在下之气陷得以升举。沙参、丹参调宗气，临床实践证实，对红细胞、白细胞低下或服抗癌药后下降者有升高血细胞的作用。佐玄参、牡蛎、浙贝母，正如李时珍曾说过：升者引之以咸寒，则沉而直达下焦。玄参、牡蛎、浙贝母取程钟龄消瘰丸之意，今加杏仁、天花粉、僵蚕、海藻更起清气消结之功。穿山甲、刺猬皮、象牙屑，出自丁甘仁丸散膏丹秘集中拨管丸一方，原为消除瘘管之用，方中有此三味，借以消散机体深层的肿块，有直达病所之义。另入赤芍、桃仁、苦参，凉血散瘀解毒。肉苁蓉、蜂蜜养精通幽，并以西黄丸吞服。诸药合用，共奏开发上焦气机，治理下焦糟粕，调节气机升降，加强肺脾宣发、肃降和统运调摄之力，促进肺朝百脉，使宗气和中气协从，气血得以疏通畅达，以致大肠传化正常，抑制肿块的发展和促使其消除。同时与抗癌西药合并使用，收到相得益彰的效果。

吕案治疗以来，最大的效果是大便自调，肿块从局部坏死而脱落（脱落之物呈甲化状），脱落处的周围光滑而无脓水，3年中脱落4次，然肿块菜花样一经自溃，往往脓水自流，溃疡而恶化，而今见光滑，足见升提举气的作用。气行而血行，气机通畅使血液循环从而改善，肿块消失！

陈案是术后阴道会阴瘘管脓水自流，大便软溏，药取芪、参、升麻，加入葛根，更增升提举气之力；茯苓、山药、扁豆衣健脾以和中，使肠气自和，大便由溏转结；天麦冬、天花粉、五味子养津气而滋液，并使汗液自收；刺猬皮、象牙屑、皂角刺直走病所，并和僵蚕、赤芍清血而消肿，使脓水清除。诸药合用共奏升举益气、消肿治瘘之功，阴道会阴瘘管得以自消自闭而告愈，现康健如恒。

吕、陈二案同为直肠癌病证，未手术者有肿块及大便秘结，手术者遗有瘘管与大便溏泄，其临床症状虽有反复，但其机理气陷于下则同，故均以升举法治疗，而收同一效果。由此可知，升举法有舟楫之义，确是治疗肿癌疡痛的有效方法。

方宝华
1988年5月

调治肿瘤病经验点滴

时时顾护正气　强调补益药的应用

肿瘤为病，邪毒侵袭机体，损害机体各组织，进而使各组织、细胞坏死而发生占位性病变，最终产生恶病质而导致死亡。所谓"正气存内，邪不可干"，方师在肿瘤治疗中非常重视顾护正气，强调补益药物的灵活应用，认为补益药物能滋生有益物质津、液、气、血、精，使人体生病时机能得到补偿，增强免疫力，可有效制止和改变恶液质的产生和进展。尤其对接受手术、放疗、化疗的病人，元气大伤，气、血、精、津、液均存在不同程度的损耗，补益药物的应用更为重要。在应用补益药物时，方师对不同肿瘤各有侧重，健脾、养心、补肺、益肾灵活化裁，而尤重脾胃。"脾胃为后天之本，气血生化之源"，常选用茯苓、白术、山药、扁豆、橘皮、谷麦芽健脾化湿而养胃，配合枳壳、桔梗、佛手、八月札等调理气机，以使机体的消化吸收功能得以健全，为化生有益物质提供足够的养料。随着现代治疗的不断发展，各种介入治疗广泛应用，接受此类治疗后的肿瘤病人大多表现为虚实夹杂，虚象更著，尤以气阴两虚更为多见。方师将西医的各种治疗视为祛邪的一部分，在化裁用方时以扶正为主，祛邪为辅，慎用苦寒抗癌之品，以软坚散结之品代之，惯用象贝、牡蛎、僵蚕、炙龟甲片、昆布、海藻等，配以功劳叶、铁树叶、仙鹤草、山慈菇等确有抗癌作用的药物，并注意益气养阴，时时顾护正气。诸药合用，相得益彰，疗效显著。

辨证辨病　内外同治相结合

在肿瘤病临床治疗中，方师不仅强调辨证，亦注重辨病，在此基础上结合治疗。化、放疗病人常常出现严重的恶心呕吐、血象低下等情况。对化疗后副作用呕吐，方师习以橘皮竹茹汤为基础，辅以旋覆花、代赭石、瓦楞子、白螺蛳壳等降逆止呕，刺猬皮、九香虫、山慈菇理气消积，使胃气得降，呕恶自止。对血小板低下者，予野蔷薇花、生晒参。对白细胞低下者，则重用黄芪、猪秧秧。曾目睹一例患者化疗后白细胞降至1.3×10^9/升，运用该方调治半月，升到5.7×10^9/升。以上所述对所有肿瘤病均可统治之，对胃癌、肝癌更为适行。至于黄疸，则对症予郁金、黄芩、山栀，或加田基黄、茵陈清热解毒而退黄；甘菊花、地丁草、柴胡、杭白芍柔肝养肝，对肝功能损害，治疗ALT升高，有显著降酶作用；再辅以清血热之水牛角、丹皮、生地、赤芍等，共奏清热退黄保肝之功。通过辨证与辨病相结合，疗效显著提高，改善了患者生活质量，使患者在与疾病的抗争中变得更有信心。在内服汤药的基础上，方师强调攻积之品当缓缓图之，丸散之剂长期服用也是常用之法。对乳腺癌、胃癌等更是采取内外治相结合，往往收到奇效。

典型病案

黄某，50岁，右侧乳腺癌术后肝转移，2003年11月20日初诊。刻诊：胸胁苦满，纳可便调，夜寐不静，苔薄，脉小数。检查肝功能损害，ALT 96U/L。证属肝郁湿毒，肝火上炎。治拟清热解毒，理气散结。

白菊花 15克	紫花地丁 30克	败酱草 15克	山慈菇 10克
炙甲片 10克	昆 布 10克	海 藻 10克	瓜蒌皮 10克
浙贝母 10克	牡 蛎 15克	玄 参 10克	茯 苓 10克
白 术 10克	木 香 10克	八月札 10克	远 志 10克
川楝子 10克	郁 金 10克	枳实壳 各10克	柏枣仁 各10克
合欢皮 10克	乌 梅 10克		

加减应用两月余，2004年2月10日复查各项指标正常，再加以益气扶正之品调理。至2004年6月出现左腋下淋巴结肿大、左乳块状转移，腋下瘰疬隐痛累及锁骨部，夜寐心烦，大便秘结。考虑肝经火灼，煎熬津液，痰凝气滞。治拟清热解毒，消结通腑。

夏枯草 15克	蒲公英 15克	紫花地丁 15克	白菊花 10克
银　翘 各15克	枳实壳 各10克	玄　参 15克	浙贝母 10克
牡　蛎 30克	僵　蚕 10克	紫　草 10克	山慈菇 10克
白　术 10克	羊蹄根 15克		

另嘱犀黄丸口服，加减治疗近两月，腋下瘰瘤消退，左乳肿块缩小。方师再予外敷药物提高疗效。

芙蓉叶 100克	雄　黄 5克	冰　片 15克	甘　遂 25克
大　戟 25克	蒲公英 50克	皂荚子 30克	公丁香 15克
参三七 30克			

上药共研细末，用葱汁、蜜糖调敷患处。患者症情好转稳定。

❧ 整体观念　三因制宜

方师治疗用药谨守"天人合一"的整体观念，特别在针对肿瘤病人的治疗中，依据时令、时辰的不同灵活应用。如夏季炎热多湿，处方中往往加用藿佩、青蒿、薄荷、荷叶等清暑化湿之品，使患者安度炎夏；夏秋交替，气候转凉，则加用香附、紫苏等微温之品，又可使本已体虚的肿瘤患者减少外感之机。保护一份正气，即增加一份战胜痼疾的正能量，有利于机体的康复。

顾振强
2005年12月

疗耳疾之药碎拾

余随方宝华先生临诊，时见施治新颖之例。乃揣陋而问，师则谆谆释惑，或病理，或药理，或方论……言谈纵横，发微出新。余居侧，窃于纸上志之，日积月累，经整理乃成一些小文，此述几味治耳疾之药，即如是而来。

耳疾成因不一，论治据因而异。药解，乃方老经验之谈，谨呈参考备用。

蔓荆子：为散风之药，入肺、肝、膀胱三经。其长于疏散头面风热，一般用于外感之颈痛、偏头痛之症。但汤头歌诀有一方，名谓益气聪明汤，中有蔓荆子一味，乃借其体轻而浮，以鼓舞清阳之气，升行达于颈面而通利九窍，故治耳鸣、耳聋失聪。可见此药非独用于外感，内伤之调治亦在运用之例。

柴胡：柴胡擅疏解、透泄、升举，乃少阳胆经之药。其治耳聋，出自小柴胡汤。在伤寒二三周时，出现耳聋，此乃表里混杂之邪骚扰，胆气窜犯脉络，无以安宁。柴胡气质轻清，不仅能疏泄胆经以安络，尤能举引清气而行阳道，少阳枢机和解，踌躇之邪循经而散，则窍络何以不宁，清窍何以不聪。

夏枯草：夏枯草为清热药。民间俗用败毒散防治夏天热疖，其中就有此药。其性苦而辛寒，乃肝胆经之用药。具有清肝火、行肝气、开肝郁之特点，清中能散、能行，故可用于肝胆实火所致耳疾。对耳道脓疮、肿胀能起到消炎排脓之作用，使脓肿消退，如无脓肿，则肿胀亦可借其消除，乃一味治疗耳疾之要药。

远志：远志能通神明而养心，宁心神静以思远，故称远志，斯乃少阴经之药，水火并补之品。心肾俱属少阴，肾开窍于耳，心亦寄窍于耳。远志长于宁心开窍，治心亦即治耳，故可用来治疗耳鸣、耳聋之虚证。

石菖蒲：石菖蒲走心肝二经，兼受芳香清冽之气，善辟秽醒窍开塞，实乃一味治耳疾之要药。以《证治准绳》中菖蒲益智仁丸为例，石菖蒲善通心气而开心孔。心在上乃君子之官，居神明，主宰意识感觉；肾在下乃作强之官，出伎巧，耳知音抑扬。二者皆为少阴之脏，经气互通，故通心气之药无不达于肾窍，心肾相交，则神贯通窍敏捷，能闻音听微。

五味子、磁石：二药治耳疾出于耳聋左慈丸，即六味地黄丸加五味子、磁石。五味子乃一味滋养收敛之药、酸甘化阴之品，其能补五脏精气而独敛肾气，故肾亏精气内虚之耳鸣、耳聋、失聪，唯此药独胜。磁石味咸、性寒质重，入肝、肾、耳，以镇纳安神为能事。精不足，阳上浮之耳鸣、耳聋，用之则可起镇纳养肾固阴之功。肾气足，浮阳安，则宅舍不升，耳聪明，聋闭开，则音道启展，乃闻可听。

丁林宝
1985年4月

散剂治疗胃病

　　散剂，是将诸药加以碾研，均匀混合成的干燥粉末，是一种从古沿用至今的传统剂型。我国第一本中医理论经典《黄帝内经》收载方剂最早，载汤、醴、丸、散、膏、丹诸类，散剂属其中之一。如"内经十三方"中的泽泻饮，即以泽泻、白术各十分，麋衔（鹿衔草）五分，三药混合研末内服，治疗酒风，泽泻饮可谓散剂之始祖方。

　　随着时代变迁，经历代医家的长期临床实践、不断开拓与创新，许多散剂方应运而生。临床仍在运用的一些著名传统方，如四逆散、五苓散、参苓白术散、玉屏风散等，其制造时均乃散剂。在用法上，散剂从以温开水送服之法，发展丰富至以茶汤、米饮或随酒下等多钟服法，并扩展于外用，如外敷、点眼、吹喉等。

　　散剂乐为众多医家所运用，自有其独到之处，自有其他剂型所不至之理。《用药法象》说："散者，散也，去急病用之。"《圣济总录》云："散者，取其渐渍而散解，其治在中。"这说明散剂吸收后，发挥作用较快，效用也较持久。

　　余随方师临诊，知其常喜以散剂治病，尤以胃疾为多。胃疾乃多发病，病邪、饮食、脏腑失调、内伤久病及现代某些药物的副作应均可直接损及胃腑，妨碍胃受纳腐熟，故多归属胃脘病。现代医学则有胃炎、胃溃疡、十二指肠溃疡等。此证多缠绵难愈，呈反复发作。病程长者，易并发出血、梗阻、穿孔，更有因此恶变者。故其虽属常见病，予以根治却颇难。

　　谢利恒曰：散剂"内脏之恙痛与外证肿疡、溃疡均用之"，"除五脏之结伏，有开肠和胃、行脉通经之功用"。

　　沈括曰："欲留膈胃中，莫如散。"

　　散剂为治疗胃疾的有效剂型。方师爱以临床所用，乃有发古之基础。胃乃饮食入口，腐熟滋生营养，以提供维系生命生生不息的动力。若胃腑有病必影响其生理动能，机体则因气血生化的匮乏而出现体质衰弱，机体整体平衡紊乱，出现临床征象，严重的可由胃气的虚衰而令鲜活的生命渐竭为饿殍，故胃疾之治，当以固护其生理功能为至要。承先哲思想，方师认为，胃腑之疾，外为哕呕，内为脘腹痞痛，溃疡者，以散剂治疗，药物对疮面有修复消炎作用，如外科直接敷散；重视调和胃酸，以减少其对病变黏膜的侵蚀；胃黏膜对散剂直接吸收，迅速缓和痞痛之急，散剂留于胃中，经渐溃而散解，发挥徐徐弥补的作用，寓固护于治疗之中。此外，散剂制作简便，便于服用、携带，药物节约且不易变质，又无长服汤剂令人产生厌烦的苦涩之感，病者乐于接受，按时服药，配合治疗，可弥补汤剂之不足。

在药方运用上，方师苦心孤诣，注重整体揆度药效的协同，又突出中心，选药多采用历代验方。

谨将散剂方介绍如下：

象牙屑 12克	大 黄 9克	乌贼骨 12克	浙贝母 12克
川楝子 12克	延胡索 12克	生白芍 12克	生甘草 9克
生白术 12克	枳 壳 9克	广木香 9克	黄 芪 12克
青 皮 9克	刺猬皮 9克	党 参 12克	肉豆蔻 9克

方中用象牙屑拔毒生肌，对溃疡疮面有修复作用。配大黄取推陈出新之意，且大黄研粉有止血作用。乌贝散能止酸，敛疮，助修复。金铃子散、芍药甘草汤行气止痛缓急，后者能解除黏膜痉挛。青皮、刺猬皮则能疏逆气，破逐疗滞。香砂枳术丸（豆蔻代砂仁，枳壳易枳实）意在资助胃之腐熟、脾之运化，又可除痞闷作胀。加党参、黄芪则寄四君之意。此方乃效一贯煎之法，一贯煎惯治胃疾，其用药通调五脏之气，使气一贯而顺之，效验非常，为历代医家所公认，取其意而不取其方，集诸药而运用之。

如痛甚可加片姜黄、九香虫，酸甚可加白螺蛳壳、牡蛎，阴虚可加沙参、麦冬、枸杞子，阳虚可加肉桂、吴茱萸。

典型案例：
吴某，男，58岁。
1982年12月10日初诊：患者胃脘胀痛二载，时轻时重，食欲不振，大便常见软溏。曾经X线检查，诊为胃体下部、后壁及十二指肠球部复合溃疡、胃窦炎、胃黏膜脱垂。病理活检及纤维镜检查均示胃黏膜组织慢性炎症。苔薄，脉弦虚。患者职业多思，操持劳倦，脾胃被伤，木气横逆乘土致统运失职。治拟健中土，调肝脾。药用香砂六君子汤合逍遥散加减（汤剂）。

几诊后，胀痛虽有缓解，但反复发作，并伴记忆力减退，肢困倦怠。遂调散剂，由脾肾着手。散剂方（上药略）加肉苁蓉9克，金锁阳12克，枸杞子9克。纳肾药补养元气，因肾为胃之关。上方共研细末，早晚各一匙，含化后咽下。

散剂一料服完，自觉症情显著减轻，予原方再进。

1985年4月4日始服第二料。患者于1985年10月去肿瘤医院行胃镜检查，示胃底黏膜光滑，胃体、胃角黏膜略充血，胃小弯见0.5厘米白色疤痕，十二指肠球部未见异常，诊为胃窦炎、胃小弯溃疡愈后疤痕形成。

患者临床症状已消，所诊随访无变。

丁林宝
1985年5月

慢性结肠炎治法例解

慢性结肠炎是肠黏膜为病，影响其传导输送糟粕的功能，表现为以腹泻、腹痛及便有黏液甚至血便等为主症的病证。西医对其病因尚不清楚，推测可能与肠道感染迁延、精神创伤及过敏、自体免疫有关。

中医学将此病归属为泄泻之证，其认识较为深刻。《内经》有漏泄、洞泄、食泄等云，后世医家进一步著说立论，阐述纷纭。此病责之于"脾"、"湿"。若脾运化、升清不遂，湿则生焉，而湿盛又困脾土。治疗上《医宗必读》提出九法。

兹有慢性结肠炎一例，经方师施治而愈，其获效较快，治疗期短，现总结以观其中端倪。

典型案例：

徐某，女，37岁。1985年9月20日初诊。

患者自诉4月出现便血，曾在某院作结肠镜检查，见肠黏膜有充血水肿之现象。血沉44毫米/小时，大便长期稀薄，溏泄，伴有黏液，偶尔成条，便意次多，腹痛不著，口腻不清，纳食不馨。刻诊：面呈虚象，神情黯然沮丧，形体消瘦，苔薄，脉濡细。患者劳倦所伤，脾胃虚馁，中运无能，湿滞不化，升降失调。治拟调脾祛湿清肠。

党 参12克	苍 术9克	云茯苓12克	泽 泻9克
白扁豆12克	砂 仁4.5克	葛 根9克	酒黄芩9克
土炒黄连4.5克	金银花炭12克	细绿茶9克	六一散15克

方中四君子汤（苍术易白术，意在燥湿）健脾祛湿。葛根芩连汤为治下痢之要方，以葛根鼓动胃阳之气，且以升清，芩连经酒制、土炒则重在燥湿坚肠而不失其清之能。扁豆、砂仁则助"四君"健脾运湿之力，金银花炒炭则入血，专治血便可解毒。细绿茶质轻可升，引

清气上浮。六一散淡渗利湿。全方有甘缓、升提，燥脾（湿）、淡渗、疏利等药，乃治泄泻九法之大要，共奏健脾清肠、止泻之功。

二诊：药后患者腹泻次减，食欲略增，但便质乃稀溏，黏冻尚有。再宗原意，前方加入肉果、乌梅等温肾酸收之品，乃针对便溏而设。

几诊后，患者症状大减，大便日行一次，粪便成条，但黏液偶有。遂调金银花炭，改用金银花，加荠菜花，并以野蔷花15克、野蔷薇花根30克代茶及外洗，以消肠解毒，去除黏冻。

1985年11月1日，患者门诊告知，结肠症状俱消，大便黏冻不见，便次、质、色均正常，乃给予散剂，以作巩固。进治用：

党 参 12克	黄 芪 12克	升 麻 6克	柴 胡 6克
生白芍 12克	制苍术 12克	白扁豆 12克	砂仁壳 3克
泽 泻 9克	肉豆蔻 9克	防风炭 9克	百草霜 9克
益智仁 12克	荜 茇 6克	肉 桂 3克	黄 连 1.5克
玉 竹 12克	葛 根 12克		

上药5付，研细末，每日早晚各一匙。

服药期中，患者去医院复查X线，报告示：结肠各段扩张功能正常，肠壁光滑，回盲部形态功能正常，左半结肠有管状改变。血沉检查示8毫米/小时。患者病情无反复，食欲、大便均正常，精神健悦，色泽润，捷获治愈。

小结：此病治疗中，巧设甘缓、升提、燥脾、淡渗、疏利诸法于一体，取法于九法而灵活运用于临床。尔后入温肾酸收及清肠解毒之药，针对便溏、黏冻分步而治，应收全效。

丁林宝
1985年12月

治癫痫病验识

癫痫病为难治证，古来中医可资借鉴者不多。方师长期于临床中攻难，在治法、用药及善后处理上积有经验，疗效独到。余侍诊于侧，抄录简述如下：

探析病机 标本兼顾

癫痫之病多由于机体精、气、血、津液损益，脏腑功能失调，造成气机逆乱、血行失循，以及痰浊、瘀血阻滞窍络。其犯及肝、脾、肾和脑是主要病理基础，每易衍化致"风"，贻害更盛。临床则出现昏厥、吐沫、抽搐三大症状，尤以抽搐为著。又因该顽疾好发，动耗五脏正气，日久造成机体素质下降，机体能量不足，诸髓匮乏，代谢失常，日益消耗，因病致虚。总之，该病以脏腑、气血、津液的亏虚为本；以风、火、痰、瘀为直接促发因素，属标。机理既明，方师遂宗"补不足、泻有余"之旨，拟定癫痫清脑汤、益正癫痫汤，依据标本缓急分别治之。

分期论治 组方严谨

方师在癫痫病治疗中，依据病势缓急将此病分为发作期和稳定期。发作期采用自拟癫痫清脑汤，药选石决明、玳瑁、天麻平肝息风；天竺黄、郁金化痰通心；川芎消瘀血，调众脉；蚤休清热定惊；佐以龙齿、紫贝齿安神定惊；配合生地、麦冬滋阴降火；灵芝取天地之钟秀，脐带乃先天之余气，俱为补五脏虚损之圣药，全方标本兼顾而以治标实为主，共奏平肝息风、化痰通心、泻火散瘀、镇神定惊之效。若出现两目上视，肢体颤抖，加羚羊角或龟甲，去玳瑁以清风潜阳；苔腻、呕恶，加半夏、代赭石，去生地、麦冬，以导痰降浊；溲便失禁者，加益智仁、淫羊藿，以强肾豁窍；心烦躁动者，加黄芩、黄连，以泻火清心；胆怯少寐，加山栀、酸枣仁以安胆宁神；眩晕，加潼沙苑、枸杞子以养肾涵肝；少食纳呆，加枳实、白术，去蚤休，以运脾生化；便秘者，加大黄或胡桃肉以通腑润导。本方主治小儿或成人原发性或继发性癫痫的发作期，对肝风病证、脑系疾患同样有效。在内服癫痫清脑汤的同时，若突然出现癫痫发作，神昏、抽搐、吐沫，尚可配合外治法调治。家人和医者在此时应立即将病人平卧，清除口腔异物，保持呼吸道通畅及保护舌体。同时可用力按摩患者双手内、外劳宫穴及相关耳穴，多能转危为安。

癫痫稳定期发作频率及程度均有所好转，方氏采用自拟益正癫痫汤调治。药选天麻、山羊角平肝息风；半夏、陈皮、茯苓健脾化痰；党参、白术补气益正；生地、何首乌、丹皮降火清心；天花粉、石斛、麦冬滋阴益精；龙齿、贝齿安神定惊；潼白蒺藜祛风养肝；灵芝、脐带补五脏之虚。全方配伍严谨，共奏扶正清脑、平肝止痫之功，在补虚的同时，也能预防病邪死灰复燃，收效显著。方师对一些病情稳定达半年以上的病人，还采用粉剂吞服，更为简便实用。选用白参须、珠儿参或西洋参补气益津；天麻、琥珀、羚羊粉平肝息风；胆南星、半夏、远志化痰开窍；全蝎、地龙定惊止痫；陈皮、甘草和胃调中。全方标本兼顾，适合长期服用，方便易行，效果稳定，得到病家一致好评。

⌒ 生活调摄 至关重要

方师认为癫痫之疾防治并重，应防患于未然，提高身体素质、创造治愈的有利条件不可忽视。其中生活调摄及保养至关重要。

①平素要早卧早起，保证充足的睡眠，确保精力充沛，减少、制止眩晕的发生，可减少跌仆损伤。

②饮食不宜过饱过饥，过饱则使食物积滞，引起胃不和而呕吐；过饥则会造成恶心、呕吐及眩晕（如营养不足或低血糖），此二者均可诱发癫痫发作。

③注意情绪的波动，避开兴奋的场合、躁扰的环境。妇女更要注意月经周期的心态，以避免情绪紊乱引起的惊悸、躁动，这样方可减少和制止抽搐的发生。

④大小便要正常，大便宜每日一行，便秘可引起肠躁病证，诱发癫痫。小便次数过多或失禁也属诱发因素。

⑤注意身体锻炼，可采用不拘形式的自由活动，如伸手、打拳、跨步等。静坐、呼吸吐纳的调节、练功等均有利于气血循环，可提高身体素质，减少疾病发生。

⑥宜常用百合、玉竹煮汤服食，有清津润液、宁神养精的作用。胡桃肉、芝麻泥加糖调服，有养血润肠之功。其他如含钙、磷等食物也可酌情服用。

⑦禁忌：家禽头足均在忌食之列，忌油腻及刺激性食物。

除上述诸点外，癫痫病尤其好发于春季。《素问》有"春气者，病在头"之说，对于春气，顺之则能养生，逆之则伤肝。肝在五行为木，在时气为风。一旦春气逆犯人体则肝必受伤，风木为病。于是在临床上常见眩晕、晕厥、筋脉拘急、抽搐等病证，肝气横逆犯胃则恶心、呕吐等。所以方师特别强调在春季癫痫的多发季节更应注重养生调摄及加强监护。

⌒ 典型病例

韩某，男，16岁，浙江余姚人。2004年6月初诊。

患者患癫痫病多年，每周病发1～2次，发时晕厥、抽搐、吐沫三大症俱全，两目上视。平素记忆不佳，学习成绩差，身体瘦弱，较同龄人发育差，且时有遗精发生，苔薄腻，脉弦。方师考虑为先天不足，肝肾亏虚，肝阳化风，日久风痰瘀阻窍络，脑失所主，予癫痫清脑汤化裁治疗。3个月后症状基本控制，转从益正癫痫汤及口服粉剂维持，并嘱家属加强监护，注意生活调摄。在方师督促下，该患儿还静心学习毛笔书法，性情亦变得随和，自卑感消失，学习成绩提高，真乃心身俱治也。

顾振强
2011年10月

癫痫四案探赜

癫痫一证，早在《难经》中就有"重阴为癫，重阳为狂"的记载，春秋的《内经》即有论癫的专篇。《素问·奇病论》指出癫痫与胎病有关："此得之在母腹中时，其母有所大惊……故令子发为癫疾也。"其发病症状形诸于《灵枢·癫狂篇》："癫疾始生，先不乐，头重痛，视举目赤"，"暴仆、颎齿、汗出烦惋、呕吐沃沫、身倦挛急大"等。历代医家对癫痫的研究续有发挥。《医林改错》说："癫狂一证……乃气血凝滞，脑气与脏腑气不接。"《丹溪心法·癫狂》指出："大率多因痰结于心胸间。"《三因极一病证方论·癫痫叙论》认为："夫癫痫病，皆由惊动，使脏气不平，郁而生涎，闭塞诸经……所致。"综合文献诸说，癫痫是发作性神志异常之病。临床表现为三大症状：昏仆，吐沫，抽搐。病因主惊、主痰、主气、主血瘀、主风等。病位则在肝、脾、肾、脑（心）诸脏器。盖惊恐怫郁于肝而气结（滞），气结则血瘀，脾统运失常则生痰，同时气有余便是火，三者交织（反伐肝）造成肝病致风生，干扰于脑；再如肾髓空虚，不能摄纳，则清灵之脑失其内涵。如此反复为该病之机制。现代学者从其医理揭示，癫痫的发生与脑神经元异常放电有关，且有脑电图可证。可惜目前治疗的药物仅能控制，未能臻于根治，况副作用多（用之不当尚有诱发性甚成癫病持续状态，可产生永久性小脑综合征、共济失调、精神障碍等副作用）。故此病逮今控制仍然不易，医治者莫不感眉于病顽棘手，患者则为无良药而感到失望，多求治于中医。

有鉴于斯，笔者在临床运用中药治疗本病却能获得理想而满意的效果。如有一著名作曲家之女患癫痫8年，经治后病无发作已有14年余，至今仍健康如常。是以癫痫能得根绝之效，不啻为医之幸事。合前人所立之说，笔者认为患者多由先天不足、禀体素质虚弱而机体功能失调，责之癫痫病性顽劣，病久而常发。发则耗动体元，正气时衰；病理产物痰、火、瘀及衍化的风邪则贻害愈盛，致病愈发愈频，然而正气更衰，其因果反复，其病亦愈重，机体代谢低下。机体能量不足以资生，则无以灌养脏气，正气衰弱而必导致脏气愈虚损，此病亦主虚；况因脏气虚损使诸髓匮乏不充，影响脑代谢，故以主脑。治疗上以补不足、祛有余为法，补脏气之虚、纠病理之偏。柔肝养血，使肝藏血而疏泄畅，庶不生郁、生痰、生风；健脾助运，庶不生痰；补肾充髓，庶不失摄纳，使气火自降。如此，既可补体之不足，疗脏气之虚损，又可调整机体功能，增强免疫力，制止癫痫发作。同时，与驱除病理产物风、火、痰、气、瘀结合运用。此外，还应加强自我保养，从而达到疾病的控制及治愈。现举典型病案分述于后。

一、虚惊气结血瘀案

王某，女，29岁，转业军人，1973年10月12日就诊。

患者患癫痫病8年之久，每周病发3次，也有一月发作2～3次，昏厥时每倒地于路途，两目上视，四肢抽搐，呕吐涎沫。平素常感惊惕不安，苔薄腻，脉弦细。辨证为心脾失养，神不安舍，气结血凝，痰蒙清窍，脑失所主。治拟统脾调中，通血理气。

党 参 12克	当 归 9克	远 志 6克	茯 神 9克
木 香 4.5克	青 皮 9克	郁 金 9克	橘 皮 6克
竹 茹 9克	赤白芍 各9克	黄 芩 9克	钩 藤 9克
柴 胡 9克	石决明 30克	鱼脑石 30克	龙 齿 30克

同时，牛黄抱龙丸一粒吞服。

按： 患者在部队文工团工作时，常因剧情构思劳神以致心脾失养，加之有头部外伤史，血瘀凝滞，气失调摄而出现惊惕、搐搦、呕吐等癫痫病症状。经脑电图检示：两半球有尖波发放，右侧颞叶局灶性痫样放电。方取归脾之参、归、苓以调养心脾；橘皮、竹茹、郁金，清痰气而通心志；合柴胡、鱼脑石、赤白芍，散瘀理气；加钩藤、黄芩以制血瘀化热、气化火；更进龙齿、石决，镇神清脑；牛黄抱龙丸定惊祛风豁痰，从而心脾得养，清窍得净，达到停癫止痫之效。服药之后，症状有所减轻，发作次数亦减少。因此，在此基础上随症加减续治，如见心烦加黄连、竹叶；头眩加枸杞子、沙苑、五味子、磁石；抽挛则入贝齿；心虚加柏子仁、酸枣仁。约治3～4个月，病情基本控制。其间予以滋养补元的血肉有情之品，如龟甲、鹿角胶、紫河车等药。经过一年治疗，患者于1974年4月15日复查脑电图示：未见痫样放电。随访14年健康如常。

二、风痰郁结案

朱某，女，20岁，服务员。1979年6月28日初诊。

患者癫痫自12岁始（月经初潮时始发）。发作时头晕仆地，呕吐食物残渣，肢体抽搐，常感神疲软弱，纳谷不馨，苔白腻，脉濡滑。辨证：天癸至后，肝气不伸，条达失司，脾土虚馁，风痰滋生，上犯清灵之区。治拟清肝清风，健脾化浊。

石决明 30克	龙 齿 30克	蚤 休 12克	天 麻 9克
半 夏 9克	陈 皮 6克	天竺黄 9克	枳 壳 6克
竹 茹 9克	胆南星 9克	郁 金 9克	肉豆蔻 3克
苍白术 各9克	丹党参 各9克	脐 带 1条	鱼脑石 30克

按：患者正值发育时期，即罹患癫痫之疾。女子以肝为先天，肝藏血而主疏泄，风阳独盛则眩晕所至。肝木为患，脾虚生痰，痰蒙清窍。乃选石决明、龙齿、鱼脑石、蚤休、天麻清风阳以制眩定神；半夏、陈皮、天竺黄、胆南星、枳壳、竹茹，清化痰浊；加入郁金、肉豆蔻，宽中展气止呕；复以苍白术、丹党参健脾以消痰源。因患者禀赋不足，乃以脐带补元气。经治疗后，症状逐渐改善。在前方基础上进行增删：心烦入山栀、丹皮；头痛用小胡麻、山羊角；月经期加归、芎等。对照脑电图，患者诊前曾于1979年4月去华山医院检查脑电图示：两半球Q尖波多数，棘慢波及3次/秒棘慢波发放，符合癫痫诊断。服药后于1979年9月19日去华山医院复检，示痫样放电未见。之后仍配以枸杞子、黄芪、肉苁蓉、鹿角、紫河车等药守效图其善后。

三、脑海空虚血瘀案

张某，男，56岁，大学讲师。1977年7月11日初诊。

患者头晕，烦躁，心悸，惊恐如有人捕之，健忘，小便失禁。有颅脑外伤史。在某医院神经科诊断为癫痫。舌薄边有剥象，脉细濡，形体消瘦，面色萎黄，精神羸弱。辨证：长期情志不悦，脑海空虚，血瘀羁留。治拟大剂疗虚清脑之品。

石决明 30克	刺蒺藜 9克	生白芍 9克	枸杞子 9克
磁砝丸（吞）9克	天麦冬 各9克	石 斛 12克	玉 竹 12克
淫羊藿 12克	锁 阳 9克	生甘草 9克	浮小麦 12克
红 枣 7枚			

按：患者长期担任教学、科研工作，消耗脑力。脑为髓海，肾主精髓，肾脑不足形成虚损。"文革"期间，脑部受伤，致使继发性癫痫局限性发作。治疗2年后来沪就诊。察其形神，毕露精气不足、体衰无力之象。故以补益之法，冀其正复而血瘀自去。药选清脑除烦之石决明、刺蒺藜、天麦冬、磁珠丸；补肾养脑之淫羊藿、金锁阳、枸杞子；润燥清气之甘、麦、大枣、玉竹、石斛，以使其脑髓充沛，代谢正常，抑制癫痫之发。临床观察疗效，症情得以控制，病渐减轻，轻而少发。嗣后，运用培本固元之药，兼以活血化瘀之品，患者精神症状殆消。逮今仍照常工作。

四、风痰惊案

潘某，男，9岁。1981年8月23日初诊。

患者2岁时高热伴有抽搐，6岁时于托儿所突然昏倒呕吐、抽搐痉挛。某医院诊断为癫痫。今年5月间病又发。近周一日发。症见汗出烦闷，而后昏仆，抽搐吐涎，大便不畅。刻诊：神情躁烦，坐立不安，惊骇异常，苔薄质红，脉数。辨证：热病之后，灼伤气阴，耗及精髓，肾脑为之不足。治拟益气阴而泄腑热，清风痰以定惊悸。

石决明 30克	蚤 休 12克	钩 藤 12克	郁 金 9克
白 术 9克	天麦冬 9克	五味子 9克	茯 神 12克
枳 壳 6克	竹 茹 9克	青 皮 9克	莱菔子 12克
北沙参 12克			

按：由于热病伤脑，气阴不足，代偿功能失律，而痰气迷蒙，腑气不达。惊则气乱，扰及清灵之区而主宰失常。药选蚤休、石决明以清脑息风；钩藤、青皮为民间小儿定惊散风常用方；北沙参、天麦冬养阴益气，清养脑液，二者协同扶正清邪；郁金、莱菔子、竹茹清痰而达畅；加入枳壳、白术、茯神，健脾胃转气机。得剂之后，患儿神情安宁，癫痫未作，续进散剂，选用琥珀、玳瑁、朱砂、蚤休、天竺黄、枳实、竹茹、白术、柏子仁、北沙参、五味子、麦冬、甘草、紫河车。诸药研粉，每日早晚服一小匙。经随访获得痊愈。

方宝华
1983年9月

治疗肾病的几点见解

吾师方宝华对肾病学验俱丰，擅长于肾炎、肾功能不全、痛风的诊治，以中医肾病专家身份长期聘任于上海名老中医诊疗所肾病专科，临诊时有发挥，兹就其要概述之。

学术思想

一、五脏相关论治

方师曾于20世纪80年代出席中华医学会第五、六届中医肾病会议，其发表的《中医相关学说论证：治疗肾功能不全和多脏器衰竭》获得好评。方师认为肾为先天之本、五脏之根、水火之宅，与其他脏腑在生理、病理上有密切联系。生理方面可归纳为"心肾相交"、"水火相济"、"肝肾同源"、"精血同源"、"肺为气之主，肾为气之根"、"肾为先天之本，脾为后天之本"、"肾为胃之关"等。病理上则久病及肾，而肾病日久必然累及他脏，故病情多缠绵，临床表现错综复杂。传统医学中每在水肿、水气、淋病、癃闭、虚劳等领域中论述，所以方师常说："治疗肾病非治一脏之病也。"

二、辨证、辨病、辨症相结合

近年来，提倡辨证与辨病相结合的理念，促进了中医现代临床的发展，但是在一些慢性复杂疾病的诊治中仍存在问题。如许多疾病在早期隐匿阶段无任何临床症状、体征，即无证可辨。无症状的慢性肾炎、糖尿病等往往使医者无从下手。方师认为一些客观存在的理化检查异常也可以视为一种"症状"，如尿蛋白阳性，血脂、血糖的异常等，在治疗中可借鉴一些前贤经验，投以验方往往收到良效。辨症治疗的针对性更强，对医家来说更易于掌握和操作。方师熟读《伤寒》，如第14条"太阳病，项背强几几，反汗出恶风者，桂枝加葛根汤主之"，第18条"喘家作，桂枝汤加厚朴、杏子佳"，可见医圣张仲景也是抓住了太阳病"项背强几几"和"喘"这两个主要症状，给予葛根、厚朴、杏仁而收到良好疗效。所以主症往往是疾病病机的外在反映，对症治疗对于截断病势、缩短病程、提高疗效有重要意义。具体到肾病的治疗中，针对水肿症状，方师习用《金匮要略》防己茯苓汤，若出现大量蛋白尿常用益气固摄敛精之品，如黄芪、薏苡仁根、白莲须、金樱子、芡实等，出现夜尿频繁可加用菟丝子、补骨脂、覆盆子等。

三、时时顾护津液和正气

方师认为肾病的治疗是一个较长的过程，病情缠绵则容易引起人体津液的亏耗、正气的不足乃至衰败。邪正之间的关系错综复杂，扶正祛邪和祛邪安正的具体运用成为临床取得疗效的关键。无论临床表现以正虚为主或以邪实为甚，人体津液、正气的保护都能为治疗赢得转机。方师常用黄芪建中、四君子为主补气，以增液、生脉类方保津，灵活化裁，并且注意脾肾双调，使得人体的气、血、津、精等精微物质源源不断，在肾病的治疗中立于不败之地。

四、注重中西医结合及生活调摄

方师在治疗肾病中非常注重中西医结合。肾病患者常常应用肾上腺皮质激素、免疫抑制剂等治疗，应用期间更易导致正气受损、外邪入侵而加重病情。此时，投以益气、固表、养阴之品，如玉屏风加麦冬、石斛、山药、茯苓等，能使激素、免疫抑制剂的用量稳定及逐步减少。而对于长期应用者，往往会出现体质的改变，阴损及阳而阴阳两虚，此时应用温补脾肾的药物如仙茅、淫羊藿、巴戟天、锁阳、菟丝子等提高疗效。肾病迁延难愈，平时生活调摄也至关重要，主要包括精神、起居、饮食调养三方面。精神情志常宜安静，树立正确的疾病观，保持乐观情绪，能使气血调和，阴阳平秘。生活起居要有规律，还要与四季气候的变化相适应，以减少诱发疾病或加重病情。饮食合理搭配，以清淡为主，减少盐分的摄入对水肿和血压偏高者尤其重要。但是肾病患者尿蛋白丢失很多，方师认为应加强优质蛋白的摄入以补充身体的精微物质，提高机体的抗病能力。

用药特点

一、善用药对

知母配黄柏——清泻相火，坚阴润燥

知母苦、甘、寒，具滋阴泻火、生津润燥之功。李时珍论之："下行润肾燥而滋阴。"黄柏苦寒，清热燥湿，清泻相火之力尤胜。两者合用清泻相火，坚阴润燥。方师常用于泌尿系统感染、血尿、尿频等。

远志配益智仁——宁心安神，补肾固精

远志苦温，具宁心安神、祛痰开窍之功，《神农本草经》谓："利九窍，益智慧，耳目聪明。"益智仁辛温，补肾固精，缩尿止泻，《本草拾遗》曰："治遗精虚漏，小便余沥，夜多小便者。"两者合用于老年或小儿夜尿频繁、睡眠不安有较佳疗效。

生地配龟甲——滋阴补肾

取大补阴丸之意，对阴虚火旺、骨蒸劳热、盗汗遗精有良效。方师认为阴虚患者若应用熟地略嫌滋腻碍胃，故以生地代之。

杜仲、狗脊、怀牛膝——补肾强腰

三者均为补肾要药，都有补肝肾、强筋骨之效，常被用于肾病肾虚腰痛为主者，可与其他补肾药物同用，改善腰酸背痛症状尤佳。

黄芪、怀山药、薏苡仁根——补脾益肾，减少尿蛋白

黄芪味甘微温，补中益气，利水消肿；怀山药性平味甘，补脾胃益肺肾，两者同用脾肾双补。再入薏苡仁根清热泄浊而减少尿蛋白。必要时再与金樱子、芡实等具有收敛功效的药物同用，则能取得更好的疗效。

二、不拘一格，博采众方

方师勤思变通，博采众方，对民间验方的应用颇有心得。肾病患者常可见尿酸升高及痛风症状，方师习用稀桐丸治之。稀桐丸为民间验方，由稀莶草、臭梧桐组成，祛风湿止痹痛。如遇到肾结石病人则选以民间化石单方金钱草与生鸡内金配以威灵仙。方师认为威灵仙民间用以鱼骨梗喉能软化下骨，意其也能化石，加之威灵仙通十二经，通络止痛，还可减缓肾绞痛，乃一举两得。降尿蛋白应用玉米须合糯

稻根须；止血应用仙鹤草合旱莲草；降血糖应用桃树胶等，不一而足。

☙ 验案举隅

一、脾肾阴虚湿热型

寇某，男，14岁，学生，1997年10月19日初诊。

患者患IgA肾病已累年，血尿时现伴口渴，心烦，汗出，小便不清，舌红苔薄，脉小数。当日尿检红细胞（++），蛋白（+），隐血（+++）。证属脾肾湿热，阴虚肾水不足致心火之不济，心火移于小肠，小肠分清泌别失职而出现此证。拟以治疗脾肾阴虚湿热剂及其归经药物选择应用。

栀 子15克	竹 叶15克	知 母10克	石 膏30克
桑叶皮 各10克	生 地15克	地骨皮10克	莲子心15克
太子参30克	茯 神10克	白 术10克	泽 泻10克
甘 草5克	滑 石15克	银 翘 各15克	7剂

药理分析和效用：生地、地骨皮、莲子心入肾而保阴分；参、术、苓、草入脾健中运湿；山栀、竹叶清心与小肠；石膏、知母清胃保津；桑叶皮、泽泻、银翘、滑石各司其职，分泄其热而不伤阴。其中又有方剂内涵，含有六味之地黄、泽泻，竹叶石膏、白虎、四君、泻白、导赤、六一等方剂有机配合，参入莲子心苦以清之、涩以敛之，与诸方诸药共奏益肾水而济心火，运脾湿而清胃热，宣利三焦而渎水道，使血尿得以改善。二诊时尿检红细胞0～2个，其后至1998年7月近一年中尿检红细胞和隐血亦有反复，用药方面也随之参差、轻重、更易。如清热止血用马兰根、丹皮；益阴止血用旱莲草、天麦冬；收敛止血用乌贼骨、象牙屑；散瘀止血用水牛角、琥珀。还运用民间单方参入其间，如仙鹤草、功劳叶等，并重用生地、龟甲，滋阴以养肾阴之本，阿胶养阴血之源。1999年其父母来所捷报，小儿已康复，从1999年2月停药后多次尿检均在正常范围内。

二、脾肾气虚湿浊型

金某，女，9岁，1992年3月26日初诊。

患儿形胖浮肿，足跗亦然，胸闷纳馨，小便短少，在某医院治疗诊断为肾小球系膜性肾炎已年余，治疗中应用激素，但蛋白尿始终不减。苔薄腻，脉濡。证属脾气健运失职，不能转输精微，肾不敷布，水气泛滥旁溢，三焦决渎管辖乏权。拟调益脾肾之气而利湿浊水毒之渗泄。

黄　芪 30克	防　己 10克	茯苓皮 各10克	薏苡仁 30克
苍白术 各10克	泽　泻 10克	菟丝子 10克	生熟地 各10克
知　母 10克	甘　草 5克	桂　枝 10克	怀牛膝 10克
玉米须 30克	14剂		

药理分析和效用：黄芪、防己、茯苓、桂枝、甘草乃金匮治皮水之防己茯苓汤也。黄芪与防己扶正行水，黄芪与桂枝调补营卫，防己与茯苓行皮利水，桂枝与茯苓通阳化水，黄芪与甘草和中补气；又入白术、泽泻寓五苓散意；薏苡仁化湿健脾行水湿而不伤气；玉米须行水不伤正；并投以生熟地、菟丝子、牛膝使肾气敷布，如此水气无碍而得以分泄，浮肿可消。服剂后其浮肿减退，周身也觉轻健，尿蛋白（+++）。在此基础上至1995年的治疗过程中，药物选用也是多样化，如玉米须合糯稻根须，金樱子合芡实，或怀山药合芡实，蛇莓合白花蛇舌草，车前合虫笋，以及抗感染的银翘、桑菊，还以补益的大菟丝子丸、四君子，脾肾双补扶正，增强抗病能力。通过尿检观察蛋白尿的变化，尿蛋白有不同程度的减少，于1995年末尿蛋白匿迹而告康复。

顾振强

2010年8月

脑干胶质瘤病案1例治疗探法

方师从事临床医疗、教学工作近70年，对疑难杂症有独到见解，对中医肾病、脑病造诣尤深。本人有幸随诊于侧，现摘录脑干胶质瘤病案1例以飨同道。

病例：陈某，男性，18岁。

初诊：2004年10月8日。

患者于2004年8月20日至9月12日在仁济医院神经外科住院治疗，明确诊断为脑干小细胞性胶质瘤、右听神经瘤。全麻下行手术切除并作气管切开，术后一直处于昏迷状态，每日发热至40℃，热势鸱张，抽搐，神迷，两目闭合，牙关紧闭，左腕拘急，关节变形，握拳不紧，背部强直，大便秘结，舌质红，脉沉小数。辨证：胶质瘤病毒迷恋，术后心脑邪毒稽留，化风入巅，清窍被蒙，脉络大筋拘急而痉，病证重笃。勉以开窍醒神而清心脑，解热定惊通腑为法。

羚羊粉（吞）0.6克	天 麻 10克	钩藤（后入）10克	龙骨齿 各30克
茯 苓 10克	石菖蒲 10克	远 志 10克	郁 金 10克
银柴胡 10克	青 蒿 10克	黄 芩 10克	栀 子 10克
白 术 10克	枳实壳 各10克	胆南星 10克	川象贝 各10克
连翘心 10克	竹 茹 10克	知 母 10克	太子参 30克 14付

另：大黄50克，蓖麻子15颗，冰片3克，共研细末，分次用茶汁、葱汁、蜜糖少许调敷两足涌泉穴。

二诊：2004年10月24日。

患者至今仍人事不识，抽搐，四肢拘急，发热持久，经中药治理后依然不省人事，痉厥之象较为缓和，间歇较长，肢节拘急、强直而汗出，热势稍减，38℃左右，鼻饲流质，大便用开塞露等灌肠法，粪便成条，较前顺利。苔薄质红，脉沉细数。热毒深陷，津液耗乏，再勉以清热生津、醒神解痉之剂进治。

羚羊粉（吞）0.6克	天 麻 10克	钩藤（后入）10克	银柴胡 10克
青 蒿 10克	鳖 甲 10克	石菖蒲 10克	郁 金 10克
胆南星 10克	茯 苓 10克	白 术 10克	枳实壳 各10克
连翘心 10克	石 斛 10克	白茅根 各15克	14付

另：天麻50克，全蝎50克，蜈蚣5条，地龙30克，川贝母30克，琥珀30克，甘草30克，共研细末，每次一小匙，每日2～3次，开水送服。

三诊：2004年11月7日。

患者胶质瘤术后昏迷、痉厥、发热已有两个月，近一周体温在37.5℃左右，抽搐亦已减少，抽搐时上下肢强直拘急情况显著好转，左侧上下肢浮肿，腕部关节强直拘急明显弛缓，在导尿管拔除后，2小时能自行解小便一次。神志昏迷如故，两眼能自动睁开，气管切开仍未封闭，饮食由鼻饲管灌服，每日灌服1000毫升米汁及各类水果汁，大便仍用开塞露灌肠，舌薄质红，脉数带滑。症情在缓解。防其变化，应高度重视护理。

羚羊粉（吞）0.6克	天 麻 10克	钩藤（后入）10克	太子参 30克
石 斛 10克	知 母 10克	胆南星 10克	石菖蒲 10克
连 翘 10克	银柴胡 10克	鳖 甲 10克	秦 艽 10克
生牡蛎 30克	龟 甲 15克	茯 苓 10克	白 术 10克
甘 草 10克	14付		

四诊：2004年12月5日。

患者术后昏迷，身热平，偶测体温37.5℃左右，抽搐显减，近一周仅有一次，饮食仍由鼻饲进食，气管切开未封，留置导尿已撤除，能每日排尿5～6次，量约1500～1800毫升。近期出现手术部位（右枕部、右耳下方近颈部）及膝关节部肿胀。辨证：病毒浸润，邪热渐减，脉络不宁，气营两损。拟益气调营，解毒清热，以利心脑而濡脉络。

黄　芪 30克	鳖甲（先煎）15克	地骨皮 10克	银柴胡 10克
郁　金 10克	炙龟甲片 10克	山慈菇 10克	生白芍 15克
甘　草 10克	山羊角（先煎）10克	天　麻 10克	钩藤（后下）10克
龙　骨 30克	阿　胶 9克	猪　苓 12克	白　术 10克
泽　泻 10克	远　志 10克	石菖蒲 10克	鸡内金 10克　14付

另：芙蓉叶50克，蒲公英30克，炙龟甲片15克，僵蚕30克，冰片5克，共研细末，分次用蜂蜜调成药膏，并以六神丸10粒研细，置于药膏中，敷于水肿部位。

五诊：2004年12月26日。

家属诉近两旬来身热已平，抽搐静止，神志仍不清，气管切开已封口，鼻饲流质，伴咳嗽，痰多黏稠，可从口中吸出，肢节强直已弛缓，大便两日一行，小便正常，苔薄偏燥，脉小数。病程日久，伤津耗液，今从杂病论治，予地黄饮子合醒神之品续进。

黄　芪 30克	鳖甲（先煎）15克	山慈菇 10克	蒲公英 15克
南沙参 15克	百　合 10克	天　麻 10克	生熟地 各10克
石　斛 15克	天麦冬 各10克	石菖蒲 10克	远　志 10克
郁　金 10克	白　术 10克	冬瓜子 15克	猪　苓 10克
阿　胶 9克	泽　泻 10克	丹党参 各15克	14付

其后，本病例坚持服中药至2005年2月，神志仍未清，但双目能睁眼，呼之有反应，张口饶舌，不能对答，无身热、抽搐，鼻饲饮食，小便自行，日夜约10次左右。

按：方师认为本例患者脑干胶质瘤术后抽搐、昏迷、发热，病证重笃，中西两法均难以奏效，实属疑难杂症。审证求因，其发热、昏厥、抽搐等表现可从中医温毒论治，故选取醒神开窍、息风定惊、清热解毒药物，以降逆排毒利络，以冀人事得省，身热得清，筋骨拘急强直改善。大致方药配伍如下：石菖蒲、远志、胆南星、连翘心醒神开窍；羚羊粉、天麻、钩藤平肝息风；银柴胡、黄芩、鳖甲、秦艽、地骨皮等升清而解肌热；太子参、石斛、龟甲、麦冬等养阴清热以保津液；大黄通便，有釜底抽薪之功，并适时应用外治法双管齐下以增加疗效。本例患者虽未完全治愈，但如此重症经半年治疗能使热清痉止、小便自行已相当满意。方师常说，中医治疗疑难杂症、危重之症自有其独到之处，作为中医不可妄自菲薄，见到疑难重症即束手无策或避而远之，当依据辨证论治总则，借鉴先辈治疗的规律，结合个体，以期取得满意疗效。例如针对本例患者，中医治疗昏厥高热，用羚羊角以清热解毒、开窍醒神，在治疗过程中或病程转归时必然出现邪毒伤津，邪退而津液必然耗损，可由此转用三甲复脉汤、炙甘草汤、地黄饮子诸方来治疗。先辈的治疗经验使我们少走了弯路，这些经验经得起实践证明。

顾振强
2010年3月

卫气营血辨证与
流行性乙型脑炎的治疗

卫气营血辨证法，是急性热性病、流行病、传染病的辨证纲领。温病的发病趋势与伤寒不同。王安通说："温病不能混称伤寒"，大倡伤寒、温病分治。认为温病热伏在内，当治里证，有表证则佐清表。清代叶氏创立温病学，曰："温邪上受，首先犯肺，逆传心（包）。"于是，诸家蜂起，学术争鸣，温病成为一门独立的学科，温病学说便独树一帜。

卫气营血辨证法在临床辨证学中最为实用。叶氏对卫气营血的论述："卫之后，方言气，营之后，方言血，在卫汗之可也，到气才能清气，入营犹可透热转气，入血就恐耗血、动血。"章虚谷充实叶氏之说："凡温病初起，发热而微恶寒者，邪在卫分；不恶寒而恶热，小便色黄，已入气分矣；若脉数舌降，邪入营分；若舌深绛，烦扰不寐或有谵语，已入血分矣。邪在卫分汗之，宜辛凉清解。""清气热不可寒滞，反使邪不外达而内闭，则病重矣，故虽入营，犹可开达转出气分而解。"这些论证，给我们有益的启示。

流行性乙型脑炎是嗜神经性病毒由蚊媒介传播所致，在夏秋季流行，属急性传染病。其病发病迅速，变化多端，症状是突然高热、头痛、呕吐、昏迷抽搐、谵妄等。它的流行季节正是中医学所说的"先夏至日者为病温，后夏至日者为病暑"，故属暑温。这些病证按卫气营血辨证符合客观规律，是热病的治疗纲领。

❧ 流行性乙型脑炎的辨证论治

乙脑是暑邪引起的一种热病，在夏末秋初，天热多雨季节，暑湿交蒸，腠理不密，外邪乘隙而入。发病初起从卫分开始，先见头痛项强，发热无汗，苔薄白尖红，脉浮数；逆传心（包），则见昏迷，谵妄，惊厥。如顺传，由卫入气，其症身热，烦渴，胸闷，呕恶或搐搦，苔薄黄腻质红，脉洪数。邪入营分，身热炽盛，项背反张，瘛疭昏迷或身现斑疹，舌质红绛，脉数等。深入血分，症见高热痉厥，神昏等危候。若见息微肢厥，为衰竭之象。临床常见该病一开始即现气营两分的证候，是本病的特征。暑湿温热熏蒸交织，易伤津液，导致气营双燔，是本证的关键，损及肝肾，导致营血俱耗，是本证留有后遗症的因素，应早防患。论治法：在卫，轻清宣表法；在气，除湿泄热清气法；在营，清营泄热，气营双清法；在血，凉血解毒，息风定惊，滋养法；在心（包），开窍，豁痰，清心法；虚脱，养气阴，回阳法。

证型治法举例

卫表暑温夹湿，逆传心（包），邪热动风案。

壮热无汗，头痛项强，烦渴肢搐，苔薄白，脉滑数。辨证：暑日温热蕴遏，气机不展，邪扰神明，有风动之象。治拟祛暑清表，辛开宣泄。药选祛暑清表的藿香、佩兰、香薷、苏子；调经腧的葛根；宣热之豆卷、浙贝母，辛开清表，宣达外邪，不致邪陷心旷；取化痰定志的远志、郁金，以护宫城；尤宜清肝定惊的钩藤、石决明，解痉清风；急以清热化痰、开窍定惊的牛黄抱龙丸，实收表里双解之功、清邪定风之效。

暑湿热蒸气分案

身热汗出，头项、两膝强直作痛，烦渴呻吟，号叫多闹，舌尖红，苔中黄根厚腻、偏燥，脉濡数。辨证：湿热熏蒸气分，蒙扰心窍。拟清气分湿热，而解暑毒，以护神明。药以黄连、厚朴、栀子宣膈上之热，展气机湿滞；重用玉泉合鲜地、牛膝清气分而解暑毒；连翘、赤芍凉血，不致气分邪势入营；石菖蒲、贝母，开窍清心；直投牛黄抱龙丸，务使邪退热清，以达定惊止烦躁之功。

暑湿内蕴，气营双燔，疹瘩并发案

身热项强，神志若迷，嗜睡，烦躁惊叫，两手挥舞，口渴便秘，苔腻尖红，脉濡数。辨证：湿热交蕴，邪壅气分阳明，神明蒙昧。拟清阳明热，宣泄湿浊。二诊：肤呈红疹，转入气营双燔，法易清气凉营，解毒通脉。三诊：红疹、白瘩相兼呈现，惊烦，法易宣导泄热，气营双清。药取玉泉丸、苍朴二陈汤，清气分湿热；取黄连、竹叶、连翘凉膈上之浊热；石菖蒲、郁金涤痰而开神明；贝齿、牛黄抱龙丸清热，化痰开窍定惊。二诊更用丹皮、生地、栀子、白芍、蔷薇花，清泄营血热毒；滑石、瓜蒌仁分利二便，使邪有出路。三诊则以大青叶、板蓝根解毒清热以化疹，金银花、佩兰、石膏化浊清湿，透泄白痦。于后3～5天，疹痦相继而回，由此证实叶章二氏入营犹可透热转气，犹可开达，转入气分而解的精辟论点。

热病精血俱耗后遗案。

患者经某院住院治疗，出院时留有后遗症。形神呆滞，沉默不语，对答迟钝，手足蠕动，夜不成寐，舌颤动，舌尖绛，脉细数。辨证：暑浊上犯清灵之躯与窍络，气阴消靡，营血俱耗。拟仿三甲复脉汤，药以龟甲、鳖甲、牡蛎为君，育阴以潜阳；生地、何首乌、石斛，滋肾水，涵肝木，养胃阴，清气浊；麻仁、甘草润养筋脉而缓急；加入天竺黄、石菖蒲、郁金、茯神涤痰怡神，后易柏子仁、灵芝、枳实、竹茹养心神，并以生地、熟地、肉苁蓉、枸杞子，效法地黄饮子善后。

治疗乙脑的几点见解

1. 卫气营血辨证法是治疗乙脑的第一条辨证定律。

2. 汗法：温热学家拟轻清宣表法，最合病状，酌加解暑的藿香、佩兰、香薷，清阳的桑叶、菊花，调经腧的葛根，缓拘急的瓜蒌，都是可选之品。

3. 清法：气分热选栀子豉汤、银翘散、石膏诸汤或陷胸汤、凉膈散，气营热燔选清营汤、玉女煎，并重加解毒之品，血分选犀角地黄汤、化斑诸汤。

4. 开窍：不忘清心，选安宫牛黄丸、至宝丹。不忘豁痰，选石菖蒲或竹茹、竹沥、猴枣散，痉厥选紫雪丹、抱龙丹。邪闭，可选苏合香丸、玉雪丹开浊。综合应用，收效更大。

5. 疹痦：疹属血，凉血，泄热解毒；痦属气，清泄化浊。

6. 虚脱：气阴衰竭，选生脉饮，阳衰选参附汤。

7. 善后：甘寒养益，首用沙参麦冬诸汤，次选六味地黄汤建功，后遗症者三甲复脉汤或血府逐瘀汤分别应用之。

8. 不拘泥一方一药：要遵循临床实际，处以符合客观病证的有效方药。

方宝华

上海中医学会内科学会中医急诊学术课讲稿

1965年3月撰写

丁林宝

2010年10月重辑

调经贵在宣通气血

古人云：气血，人之神也，不可不谨调护。妇人以血为本，以气为用，气血宣行，其神自清，使不相胜，以平为福。由于气血之间相互依存、相互滋生的关系，伤于血，必影响到气，伤于气，必影响到血。所以气血失调是妇科疾病的一个重要病机，临诊治疗时应仔细分析，贵以宣通气血为主，使血气宣行，方能使患者其神自清，月水如期。方师行医近70年，临证善于思考，绳规而不泥，取巧通变，独具见地。对于妇科疾病深明"气不能卫血则血无所统，血不能配气则气无所归"之大义。治疗女疾善从气分入手，理气为先，效如桴鼓。笔者侍诊，受益颇多，整理方师妇科临证医案精粹两例，以彰其法。

案一：

张某，女，29岁。2002年2月28日初诊。

患者初潮13岁，经序一贯尚准，5个月前随亲戚来沪工作，月经闭止，5月未行，脘腹痞胀，腑行不畅，2~3日一行。无其他特殊现象，脉弦滑，苔薄，舌淡。证属环境改变，气机不畅。拟疏郁健脾理气，和营调经。

当 归 15克	丹 参 30克	茺蔚子 10克	川 芎 10克
续 断 10克	山楂肉 10克	预知子 10克	玫瑰花 10克
枳 实 5克	白 术 10克	茯 苓 10克	7付

药尽而腑畅经行。

按：《内经》曰"二阳之病发心脾，不得隐曲，女子不月。"这是中医对妇女生理和心理关系的认识。况女子以肝为先天，肝藏血，体阴而用阳，喜疏泄而忌抑郁。如今环境变化，适应不及，肝木郁而不达，脾胃之气必阻滞，始则脘腹痛胀，胸痞纳呆，久则经来落后，月事延期甚至闭经，此其病之由来。既得其因，治当宗逍遥散方意，先开其郁，疏肝统养心脾，使冲任协调，情绪宽畅，肝郁得舒，心脾统养有权，胃气自和，冲任得以灌溉而经事如期。方用当归、丹参补益冲脉血海；玫瑰花、八月札芳香醒脾胃，疏郁理气，使肝脏条达，体阴充盈，月事条达；白术配茯苓健脾转输脾气；再合枳实健脾通腑化浊；川芎为血中气药，下行血海，配续断补肝肾，养奇经；茺蔚子、山楂祛瘀而通利血脉。诸药相合，健脾理气和营，使气机条达，血海充盈，血脉通利，收经事如期之功。

病案二：

陈某，女，20岁。2002年5月9日初诊。

患者月经淋漓已有20余天，色深，夹有血块，头目眩晕，腰酸，骶骨酸痛，脉细沉，苔薄，舌尖红。此病瘀不清血不止。拟清经理瘀法。

桑　叶 10克	桑白皮 10克	地骨皮 10克	荆芥炭 10克
黄　芪 10克	桑寄生 10克	白莲须 10克	赤　芍 10克
白　芍 10克	生地炭 10克	杜　仲 10克	狗　脊 10克
藕节炭 10克	地榆炭 10克	棕榈炭 10克	7付

按： 本案患者月经已有20余天未止，月经淋漓不净谓之经漏，其营阴必有亏耗，血虚则伤气，气不摄血，气火相煽，再耗营阴，而致肝肾相火充斥，瘀热相合，迫血妄行，故见经水淋漓不止；经色暗有血块，可见内有滞瘀；血去阴伤，肝肾亏虚而见腰酸、骶骨酸痛；头目眩晕、脉细沉乃血虚不足之象，舌尖红可证营阴已伤；营阴不足则虚热滋生，即阴虚生内热。前人有淋漓尽热，久漏宜清之说。故药用桑白皮合地骨皮气阴双清，散肝肾内伏虚热。血虚不能遽生，先用黄芪益气以摄血。防气有余便是火，再用桑叶、桑白皮，宣降肺气，肺气宣降得宜，则周身气机运行通泰，血得气统而不致妄行。生地养阴分之液，清营血之热，凉营以保阴。并配合桑寄生、杜仲、狗脊补肝肾，益精血，使冲、任、血海得其所养。赤芍凉血活血散瘀，使瘀血不致内停而成后患，白芍益阴养血而柔肝。二药合用，最宜阴虚夹瘀

有热之证。再用藕节活血止血，傅青主称荆芥炭"通经络，则血有归还之乐"确有至理；地榆炭、棕榈炭、白莲须含十灰散意，可凉血止血。方师组方选药，轻清灵活，欲止血而不过于固摄，注意清通，养血而行气，以免血止成瘀。诸药相配，共奏清经养血、凉血理气、祛瘀止漏之功。

　　妇女以血为主，然气为血帅，血赖气行，气血调畅，则五脏安和，冲任通盛，经孕正常。气血失调，影响冲任，产生经、带、胎、产诸病。所以《济阴纲目》在论调经大法中指出："治血病以行气为先。"《临症指南医案》也强调："冲任皆病，务在宣通气血以调经。"方师治疗妇科病善从气血着手，深得前贤诊疗奥旨，所选两例病案表面看都是月经失调，属于生殖系统病患，但方师用药处方注重气血之间的相互关系，重视调气先必养血，养血尤须补气。病案一中充分认识到胃气不调亦能令人经水不通，所以务使胃气自和，饮食纳而元气复，使气血调而经自行矣，冲任得以灌溉而经事如期。病案二中务使肺气宣降得宜，则周身气机运行通泰。血得气统而不致妄行。充分认识到肺气虚衰，不能助心行血，就会影响心主血脉的生理功能，如果肺失所主，肺气不能旁达心脾，下及胞脉而致月经失调，而出现月经病变。从以上两例病案可以看出方师治疗妇科病善从气血着手，调经贵在宣通气血，发挥中医辨证论治的特长，异病同治，抓住疾病的主要矛盾，调理气血之意一以贯之，始终不变，达到了事半功倍的效果。

朱荣耿

2005年10月

妊娠毒血症（子痫、产痉）治验析论

我院应南市妇产医院急会诊，抢救一例妊娠毒血症（子痫、产痉）危重病患。院办委派中医科方宝华前往主诊。该病例病情险恶，变证复杂，经中医中药给予汤药、丸剂并进，化险为夷，挽回生命，获得成功。兹将其抢救治疗全过程汇总，论述于后。

刘金娣，女，42岁，第九胎，9产，妊娠7月余。

初诊：1960年12月2日晚7时。

患者今晨分娩，产前已有昏迷，产后更觉头痛欲裂，两手捧头，神志迷糊，烦躁不安，身体抽动。闻得病员喉中痰声辘辘，诊视两目瞳孔散大，自汗淋漓，舌淡白，脉象弦细而滑。辨证：风阳上扰，上犯清窍，痰浊迷恋心室，即有一系列闭证，又有自汗、瞳孔散大之气虚脱证。病势重，危在旦夕。治疗急予开窍安神、豁痰清心、平肝息风之剂。此为当务之急，以图挽回之力。

处方：苏合香丸一粒，安宫牛黄丸一粒，共研细末，鼻饲灌服（缓缓）。

高丽参 2.4克	石决明 30克	天 麻 4.5克	茺蔚子 4.5克
钩 藤 12克	竹半夏 10克	川贝母 10克	鲜石菖蒲 10克
白芥子 4.5克	广郁金 10克	龙齿（先煎）12克	灵磁石 30克
僵 蚕 10克	连 翘 12克	1付	

水煎分次灌服，每两小时一次，每次约50毫升。

二诊：1960年12月3日。

产妇不省人事。经投剂后于12月3日早晨4时渐渐苏醒。虽识人事，但昏迷状态尚未解除，两手拘急强直，喉间辘辘之声改善，瞳孔散大渐收，但不对称，知觉较昨日好转，自汗渐收，苔薄浊，质淡，脉右弦细而滑、左细弦而数。产后必然气虚，痰浊内恋羁留，风阳上犯，清窍不宁，干扰筋道，病势险恶之象虽有改善，但危象未绝。治宜开窍醒神，豁痰清心，平肝息风，并予柔筋缓急之品。

处方：至宝丹一粒（研细末，鼻饲服）。

高丽参 2.4克	石决明 30克	天 麻 4.5克	钩 藤 18克
僵 蚕 10克	竹半夏 10克	川贝母 10克	白芥子 4.5克
鲜石菖蒲 10克	广郁金 10克	川 芎 4.5克	桑 枝 10克
龙齿（先煎）30克	生牡蛎 30克	1付	

水煎灌服，每两小时一次，每次约50毫升。

是日下午7时30分，病人烦躁不静，给予羚羊角片（1.5克）磨粉分2次分服。

三诊：1960年12月4日。

据护士诉，病者于4日晨4时，左侧上下肢瘫痪，经检上肢瘫软，手掌向上，下肢按承山穴部有酸痛感放射至委中及下足跟，按时病员张口呼叫。患者喉间痰声渐息，面色较潮红，体温正常，神志较清，问答称合，脉弦细而滑数，舌苔薄黄，舌绛。辨证：邪气临心（包），清旷心野已展，唯风行善变，风未息，热势随起，有鸱张之势。

处方：牛黄清心丸一粒，研化服。

石决明 30克	珍珠母 30克	生牡蛎 30克	明玳瑁 10克
天 麻 10克	钩 藤 18克	栀 子 4.5克	石 斛 12克
鲜生地 30克	天麦冬 各10克	忍冬藤 12克	木 通 2.4克
广郁金 10克	浙贝母 12克	2付	

水煎灌服，后改为口服，每日2次。

四诊：1960年12月6日。

产妇左侧上下肢瘫痪，6日晨行动能自如，上肢能握手，下肢屈伸方便，唯两目不对称，面尚潮红，今大便得已更行，量颇多，气秽臭，舌苔不清中灰（吃过大头菜），舌绛，脉小弦细数。辨证：肝风尚未靖守，筋道拘急转柔，险境已脱。以平肝、滋阴、清肝、泻火善后。

石决明 45克	珍珠母 45克	生牡蛎 45克	玳 瑁 10克
鲜石斛 12克	天麦冬 各10克	山栀皮 10克	丹 皮 4.5克
知 母 10克	珠儿参 10克	浙贝母 10克	郁 金 10克
甘中黄 10克	川牛膝 10克	鲜生地 30克	3付

五诊：1960年12月9日。

产妇手足行动自如，喉中已无痰鸣声，但痰稠黏滞其间，大小便正常，舌光绛，两侧薄黄苔，灰已清，脉弦数。证属气阴未复，痰热内恋。拟清络生津，泄热化痰，以善其后。

石决明 45克	生牡蛎 30克	竹半夏 10克	橘皮络 各4.5克
鲜石斛 10克	天花粉 10克	南北沙参 各10克	瓜蒌皮 10克
浙贝母 10克	远 志 3克	珠儿参 10克	生 地 12克
佛 手 4.5克	3付		

六诊：1960年12月12日。

产妇两目视物尚模糊不清，手足运动自如，大便正常，稍有烦躁、口渴、心慌怵惕、少寐。舌光红，其色如鲜猪肝。脉左弦而数，右弦细而滑。产痉症状均消除，气阴被损，心火炽盛，神不安宁。拟益气养阴（营），清心火，定魂魄。

太子参 12克	珠儿参 12克	鲜生地 30克	鲜石斛 12克
鲜首乌 12克	南北沙参 各10克	黄 芩 4.5克	黄 连 3克
茯 神 12克	黛蛤散 12克		

按：一诊，治疗以开闭启迷、豁痰清心为主，冀其神志清楚，用高丽参、龙齿、磁石，助振正气，使汗液内敛，瞳散乃收，不致使气虚而脱，也是救脱之法。至于石决明、天麻、茺蔚子（一说即小胡

麻）与钩藤，具有平肝、定风、止痉、止痛、定惊之效，配合周密，以防闭脱。

二诊，清晨，病室人员均面有喜悦，患者神志清醒，两手拘急减，然痰声未息，危象未绝。药物进行更易，"苏"、"安"二丸已收效能。改用至宝丹，至宝之性，既清开又偏温，无"安"之清凉，又无"苏"之温燥，尤为合拍。汤剂据原义加减，去磁石，易牡蛎，以高丽参、龙齿、牡蛎救逆；不用附子（无附子之病证及阳微征象）；茺蔚子易川芎，产后下瘀，今以升清降浊治之；连翘清热，改以桑枝清络续进。其夜7时30分，病人躁烦，则予羚羊角片1.5克磨粉分服，镇静宁神。

三诊，晨4时，患者左侧瘫痪，面色潮红，神清，能对答，舌脉同前。正是风未清静，火热鸱张，所谓风善行而数变。大剂平肝息风，还须加强力度，进以玳瑁。党波平夫子曰：玳瑁其清热潜阳，息风，解毒（解诸风毒），平肝息风胜于羚、犀。此病病机有风阳亢盛、吸耗阴津之说。在平肝息风的同时，配鲜生地、石斛、天麦冬，滋阴益津，相得益彰。再入木通导赤；山栀合之清泻三焦之火，又有天麻、钩藤、忍冬藤，以定风清络；天竺黄、郁金、浙贝母展心野，不致迷心窍。另用牛黄清心丸开导。

四诊，产妇左侧瘫痪，于12月6日清晨，病侧行动自如，手能握拳，下肢伸屈便利。一度风雨，而告平和。在原方药物基础上进行调整，石决明、牡蛎剂量加大（龙齿暂停），平肝潜阳，滋阴益津；加用珠儿参、知母（珠儿参有西洋参之滋阴作用），滋火泄热；知母独清阳明之热，还有保阴之功；丹皮、甘中黄清血中之热而解秽毒（前辈以甘中黄代金汁露）；以川牛膝为引。此方由平肝潜阳息风逐渐向滋养阴经用药，此例有所侧重，并以泻火毒作佐使。

五诊，诸恙均释，唯喉中有痰凝滞，苔灰已清，舌光绛，用药部分更易。橘皮络合竹沥、半夏为二陈汤之意；又入远志，乃化痰、通志、清络之用；又以瓜蒌与浙贝母，清气消结；再以天花粉合石斛，养阴生津倍增；选用南北沙参及佛手，清肺气而化痰热。

六诊，子痫重病，控制了闭、脱关键时刻，已脱离危险期。舌光红如鲜猪肝色，脉弦数而细滑，足见肝风热毒劫津耗液，伤及气阴，但余火炎炎，可见一系列阴虚内热之象。大剂以太子参、珠儿参、南北沙参，另煮汁冲入汤药内。

论：妊娠毒血症系自身毒素由胎儿分泌之有害物质逆犯中枢，其病位涉及面广，尤以心脑为主，属毒血症。中医学称为子痫（胎儿之痫）及产痉之症。该妇女胎产并发子痫重证，并呈现闭脱证。该病例12月2日至6日，一周内变化多端，兹产前后出现痉厥以及动风瘫痪，其证错综善变，且无规律，其因胎毒所致。风火交战，相互冲激，逆犯心脑（含巅）而出现闭证。然而产妇气阴两虚，津液消烁之脱证层出不穷，必须进行辨证论治，见闭者首先开闭，见脱者变必先救脱，如闭脱互见者，开闭救脱，权衡而施，方能化险为夷。初诊时选苏合香丸与安宫牛黄丸。安宫牛黄丸为清开第一要药；苏合香丸芳香醒神，乃温开第一要药，两丸同用，重在开闭。"安"具有对昏迷、惊厥清开之功。"苏"则开闭化浊，以烦躁、痰鸣、舌淡白为依据，使用"安"、"苏"取其"清"、"温"二效，各司其职，达到开闭目的。方中石菖蒲与郁金协丸直入膻中而护心（包）。白芥子与姜蚕化顽痰以利窍络，又有川贝母与连翘清心化痰以展清旷，既清又温致力于救治痰迷心窍（包），使之益气阴以护心、肺；并采用鲜品之鲜生地、鲜石斛、鲜何首乌及天花粉，滋阴养津，增液清营凉血，有益于胃气生化及肝肾精血来复。为确保气阴，适当以黄芩、川连、茯神、黛蛤散和防少阴热化之黄连、鸡子黄制火炎之亢害，如此则无后患。

经验三条：①辨证要能通常达变，如开闭要防脱，或救脱要防闭，运用五行生克和五行相生之理，对施治用药起着指导作用，如此，方能用药精当；②平肝息风潜阳药，为针对脑疾患如脑血管痉挛、脑意外、脑栓塞、中风、毒血症所出现脑中毒一系列症状的有效药物；③滋阴益气、生津养液药物，起调整和补充机体体液的作用，以补偿机体的代谢，同时又是促进身体迅速康复的有益药物，以使病证痊愈。

方宝华

1963年10月整理

丁林宝

2010年10月重辑

方氏验方撷英

　　吾师方宝华长期治学于临床，用药犀利而又善变化，治疗难治病证既有传统精神又有自己独到的领悟力，处方用药往往不同凡响，疗效卓著。余从师数十载，从最初的临证记录到以后的间或得方，益感老师晚年处方极其精炼，深含机奥，变化无穷。遂介绍老师验方3例，乃先生临床反复验证、认真总结所得，是历经千锤百炼的一代名医心血和汗水的结晶。

开关启合汤（治前列腺炎方）

　　开关启合汤系方氏经验方之一。根据前列腺炎的小便迫急、排尿困难、尿道不适、溺毕后有余沥等症状，其病属癃、淋，位于下焦。从脏腑论，肾与膀胱互为表里，膀胱为水府，不利为癃，不约为遗尿、尿数、尿有余沥；有湿浊、热，以尿黄赤、尿血、浑浊沉淀、尿道涩痛为主要症状。其正常生理时气化能出，津液藏焉。其病理时，肾助膀胱气化失调。病因既明，理法即在其中，定方选药。以土茯苓、萆薢、萹蓄、冬葵子、泽泻以及水蛭，通利膀胱化湿浊，散瘀启癃淋之闭；又入栀子、白术、黄柏利三焦水道；以生地、益智仁、牛膝补调肾精之气化敷布，此标本通补之法，为摄护前列腺的治疗良方。

　　组成：栀　子12克　　冬葵子12克　　土茯苓30克　　泽　泻10克
　　　　　　猪　苓12克　　地　黄12克　　益智仁10克　　萆　薢15克
　　　　　　萹　蓄15克　　白　术10克　　黄　柏10克　　水　蛭3克
　　　　　　怀牛膝15克

　　功能：摄护前列腺，分清浊，利膀胱气化，调肾敛精，标本通补，起开关启合之功。

　　主治：急性与慢性前列腺炎、前列腺肥大症，临床症状表现为小腹膀胱部胀痛，耻骨端及精索肿胀，排尿困难，且有急迫感、尿道奇痒感，尤以龟头部有酸涩感，溺毕后还有余沥不尽、滴于衣裤等症状。急性期伴有恶寒发热、小腹拘急、尿道灼痛等症；慢性者排尿不畅或大便努责时尿道有异样分泌（白色黏浊）、淋涩不爽，甚至癃闭（尿潴留），会阴部胀痛及重坠感连及直肠、肛门等处等。凡急慢性前列腺炎疾患均可采用此方。服法：每日一剂，上述诸药加水300毫升，煎汤2次（15～25分钟为度），取汁分2次饮服，于饭后2小时饮服为宜，30天为一个疗程，每个疗程30剂。

禁忌：服药后忌食辛辣及含刺激性食物，须清心寡欲，避免房事。

方师按语：前列腺炎病证，中医学病位在肾。首先精液不化布，致膀胱气化失职，州都管辖无能，小肠不能分清泌别，湿浊与瘀滞交阻、水道决渎不利及精关不固，形成淋病（癃闭）。先生遵经旨与各家论述，据实践立"开关启合汤"，其来源于《丹溪心法》《医学心悟》之"萆薢分清饮"与三妙、五苓、八正诸方之要药制定。药选土茯苓、萆薢、萹蓄通淋泄浊，且助冬葵子、泽泻、猪苓直走膀胱；尤以栀子、白术、黄柏利三焦水道，生地、益智仁、牛膝调肾之精气化布，助膀胱气化；峻入水蛭，散瘀通窍，以利开关、启合之功，以使排尿通畅、开合有度，诸症释除。

加减运用：凡前列腺炎症急性期伴有恶寒、发热者，加桂枝寓五苓意，或加蒲公英清热消炎；尿道灼痛加金银花、海金砂泄热利水。小腹拘急、便秘者，加桃仁、大黄通腑下瘀。慢性者，凡属肾阴虚者，舌红，脉虚数，加龟甲，寓大补阴法；阳虚者，舌淡，畏冷，配伍鹿角片、鹿茸、肉桂酌用。肾气损者见尿频余沥及阳痿早泄，配伍巴戟天、胡芦巴收敛精气。气虚加黄芪、党参。血虚加丹参、鸡血藤。精损者加狗肾粉（年迈患者尤佳）。凡急慢性期小便闭塞不通甚者，用将军干10对磨粉，分2次吞服。凡小腹连及睾丸胀痛者，加用川楝子、荔枝核或橘叶、橘核、乌药等，疏利肝络，善后常用猪、牛、羊脊髓与炒麦粉做膳点食用，培本养元。

癫痫清脑汤

组成： 石决明（先煎）30克　　天　麻9克　　天竺黄12克

玳　瑁（先煎）6克　　　郁　金9克　　麦　冬9克

龙　齿（先煎）30克　　川　芎9克　　生　地12克

紫贝齿（先煎）30克　　灵芝草9克　　蚤　休12克　　脐　带1条

功能： 平肝息风，清脑止痫。

主治： 癫痫（小儿与成人原发性与继发性）以及肝风病证、脑病疾患等。

服法： 每日一剂。水煎，相隔6小时服，服药期间避声响，早卧早起，闲情逸致，忌食家禽头足，10日为一个疗程。

方师按语： 癫痫之病多见惊、痰、火、瘀等因。然其每易衍化致"风"，贻害愈盛，临床则出现昏厥、吐沫、抽搐三大症状，尤以抽搐为著。其病性顽劣好发，发则动耗五脏正气，日久致使机体代谢低落，身体能量不足，无以灌溉正气。诸髓匮乏，脑代谢失偿，日益消耗，故以虚为主。其病先在脾、心、肝、肾，至终在"脑"。近世学者从其医理揭示，癫痫与脑神经异常放电有关，且有脑电图可证。方氏法宗经旨"补不足，泻有余"，遂订癫痫清脑汤药。

癫痫清脑汤选自安宫牛黄丸、至宝丹、抱龙丹以及养心汤诸方，集要药之大成。丁氏善用石决明治肝风，天麻、玳瑁平肝息风，使之风静；天竺黄、郁金化痰通心志以息痰；龙齿、贝齿重镇神明；又入蚤休清热止痉，乃至惊定；川芎升清降浊，独调众脉，脉通而瘀消；生地、麦冬走心经，滋阴补液，养心神而火自降；疗诸虚酌用灵芝、脐带。诸药奏清脑补正、止惊定痫之妙。

方歌： 癫痫清脑石决明，天麻玳瑁平肝风；

竺黄郁金化心痰，消瘀调脉用川芎；

蚤休清热兼止痉，龙齿贝齿定魂惊；

灵芝脐带疗诸虚，生地麦冬阴火通；

前贤古训今发扬，补正定痫建殊功。

加减运用： 凡直视肢颤加羚羊角或龟甲（玳瑁）以清风潜阳；苔腻呕恶加半夏、代赭石（去生地、麦冬），以导痰浊；溲便失禁加益智仁、淫羊藿，强肾辖窍；心烦躁动加黄芩、黄连，以泻火清心；胆怯少寐加山栀、酸枣仁，以安宁定神；眩晕加潼蒺藜、枸杞子以养肾滋肝；少食纳呆加枳壳、白术（去蚕休），以运脾生化；便秘加大黄或核桃肉，以通腑润导。

调肾造化汤

组成： 生熟地各12克　　菟丝子15克　　巴戟天12克　　桂　枝9克

　　　　白　术12克　　泽　泻2克　　茯苓皮12克　　甘　草9克

　　　　黄　芪15克　　地肤子15克　　冬葵子15克　　脐　带1条

功能： 调肾益气，利水通闭，改善肾功能。

主治： 慢性肾炎，尿毒症前期，水肿癃闭。

服法： 每日一剂，水煎2次取汁，隔4小时饮服。

方歌： 调肾造化二地黄，菟丝巴戟及脐带；

　　　　培补肾精存元真，又得黄芪气源盛；

　　　　五苓渗入利水道，地肤冬葵深膀胱；

　　　　启癃开闭功能复，肾病由此是良方。

方氏按语： 肾功能不全，水液代谢障碍，呈现水肿癃闭之证，乃肾与膀胱二经失却管辖，产生尿毒，标本俱病。选熟地黄补精养阴；菟丝子、巴戟天养精生阳，阴平阳秘是为平衡；尤以脐带增元固本，以黄芪开益肺气，资助上源，培本固元，养精益气治其本；佐五苓宣渗三焦，通利水道；以地肤子、冬葵子泻膀胱，水毒排出体外，共收调肾造化之功。

加减运用： 凡肾阴虚，脉细数，舌质红者，口渴烦热兼见，去桂枝，加龟甲、黄柏、知母；肾阳虚，脉细微，舌质淡者，见肢温不和加鹿角，大便清溏加附块；高血压脑病肝风内动者，头痛搐搦去桂枝，加石决明、天麻，或以羚羊角粉、犀角粉吞服；秽恶呕吐者加橘皮、竹茹，或旋覆花，或玉枢丹吞服；水肿甚者加防己、薏苡仁；水臌者加葫芦瓢、玉米须或用甘遂、公丁香、肉桂研粉敷贴脐下水分、丹田穴处；老年肾功能极差者加狗脊、河车粉等吞服，或沉香、琥珀散等选用；昏迷者酌用安宫牛黄丸、至宝丹、苏合香丸。

丁林宝

2011年11月

论预防衰老的原理及其方法

预防衰老的记载

人生由壮而老的过程是人体自然发展的客观规律。欲延年益寿，永葆青春，则必须延缓人体各个器官的老化，长久保持其功能。

自古以来，我国对抗衰延年十分重视。中医养生术不但浩如烟海，而且阐述详尽。春秋时期，庄子说："吹呴呼吸、吐故纳新、熊颈鸟伸为寿而已矣。"汉代华佗认为："流水不腐，户枢不蠹。"因此，他创立"五禽戏"，要人们模仿五种动物的活动姿势，通过人体的运动使百脉流通，各组织器官得以调济和滋养，以维护其生理功能。《黄帝内经》指出："恬淡虚无，真气从之，精神内守，病安从来？"是说意志要安定、清净，没有欲念，防止情绪波动，使体内真气和顺。这种静养摄生的观点与金元医学家李杲所说的"安于淡薄，少思寡欲，省语以养气，不妄作劳以养形，虚心以维神"是完全一致的。

预防衰老原理的论述

预防衰老已为人们所重视。中医学指出："男子以精为本"、"女子以血为本"。人体的精血是人生的生命之本。

精：《素问·金匮真言论》说："夫精者，身之本也。"阐明了人生之本在于精；又曰"先天之精，来之父母"，"男子以肾为先天"。《素问·上古天真论》曰："肾者主水，受五脏六腑之精而藏之。"证明精与肾的关系密切。因此阴精的形成与储藏的关键在于肾，但必须依靠五脏六腑的精气，特别是脾胃水谷精气（微）的充盛。可是精在生命过程中不断被消耗，因此必须不断加以补充。后天的补充主要依靠脾胃水谷所化生的精微来滋养和充实。正如朱丹溪的

《茹淡论》说："天之赋者，若谷菽菜果自然冲和之味，有食入补阴之功。"《内经》说："阴之所生，本在五味，非天赋之味乎？"即使人到老年，阴不足以配阳，孤阳欲飞越，因胃气鼓动，借水谷之阴，故羁縻而定耳。精是人体器官不可缺少的物质基础，它能防御疾病，提高机体免疫力，延迟人体器官老化和退化。在中医学领域里，精还有着"填精补髓"之说，如脑海里的脑髓，骨腔里的骨髓，都由精填补和充养。精不但具有"填精补髓"充养全身器官的作用，还有它的特殊功能——生殖和生长发育的能力，抵抗不良因素的刺激而免于疾病。由此可知，人生依靠精来充养各脏腑、器官，以维持它们的功能。只要精气充盛，各脏腑器官的营养充足，各器官的功能就会健全，它们的"青春"势必存在。

血：血本源于先天之精和统藏血液的肝和脾。血的再生来源于饮食的精华。《灵枢·决气篇》说："中焦受气取汁，变化而为赤，是谓血。"明代医学家张景岳进一步说明："血者，水谷之精也，源源而来，而实生化于脾，总统于心，藏之于肝。"血液充盛，使心脉畅达、调和；肝、脾得以储藏和统摄，借以灌溉奇经，在女性则有月经、胎产、乳汁等特殊功能。故健康之人常为颜面红润，肌肉丰腴，动态活跃；在女子则为月经通顺，得胎安固，产育正常。若血液生化不足，或耗损过多，则百脉空虚，百骸失养而身体衰弱，如心脉得不到足够的血液，就会产生心悸怔忡、恍惚怵惕；肌肤得不到足够的血液，就会麻木不仁、筋惕肉瞤；四肢得不到足够血液，就会手足不温，甚至痿废不用；冲任得不到足够的血液，则为月经失调、不育症等。总之，内在组织、器官和外在皮毛、筋肉等都必须依靠血液的供养和滋益才能维持其功能不衰。因此，血液就成了维持人体生命活动的重要物质基础，与女子生殖功能关系更为密切。

精与血之间关系：精和血，隶属于阴阳，精属于阳（精能化气为阳），血从属于阴。精血又与气有着相应的联系，如精因气而虚，当补气以生精，或气因精而虚，当补精以化气。另外，精尚能养阴化血，养血亦可补（阴）液以化精。

人到老年，体内各种器官功能衰退，正如朱丹溪在《养老论》中概括的："人生至六十、七十以后，精血俱耗，平居无事，已有热证。何者？目昏目眵，肌痒溺数，鼻涕牙落，涎多寐少，足弱耳瞆，健忘眩晕，肠燥面垢，发脱目花，久坐兀睡，未风先寒，食则易饥，笑则有泪，但有老境，无不有此。"

有些青壮年人由于不善养生造成精血两亏，临床上往往出现老年人的病证，诸如长期头晕目眩、耳鸣失眠、记忆力衰退、腰膝酸重、尿频溺数以及面色萎黄、四肢无力、毛发枯黄脱落，在女子则经血不调，乃至经量过多、血崩等。这说明由于人体精气不足，血脉空虚，脏腑营养匮乏，功能势必失调，于是精神萎靡、面无光泽、目无神采，出现种种未老先衰的症状。由此可见，精血是生命之本。

预防衰老的方法

以精血论观点为核心的防衰老学说，在中医学领域中具有重要地位，在现代保健事业日益发展的情况下，已为人们所重视或熟知。实践证明，对于防治衰老，突出"填精"与"养血"二法，确能促进人体功能和补偿人体机能的丧失，防止各器官的老化和退化，达到抗衰防老、却病延年、保障健康、增益人寿的目的。

一、定方和药物

1.男用填精抗老方。

海（广）狗肾9克	肉苁蓉12克	枸杞肉12克	何首乌18克
菟丝子18克	北沙参9克	石斛12克	天门冬9克
玄参12克	山药9克	孩儿参18克	白术9克
枳壳6克			

药理：狗肾、肉苁蓉、何首乌、菟丝子是补肾强壮的上品；孩儿参、沙参、天门冬、玄参大补阴精而益元气；怀山药、石斛、白术乃调养脾胃津液；加入枳壳，利生化以转气机，共奏抗衰填精之效，使五脏之气生生不息，延年益寿。统治男子一切虚证。

2．女用养血抗老方。

阿　胶 9克	当　归 12克	生熟地黄 各9克	女贞子 12克
黑木耳 9克	淡　菜 9克	黑芝麻 9克	桑　叶 9克
预知子 9克	灵芝草 9克	生白芍 9克	甘　草 4.5克
白　术 9克	枳　壳 6克		

药理：阿胶、地黄、当归、女贞子都为补肝养血之品。选营养食物木耳、淡菜、芝麻有润养血液、滋阴分之功，并充盈任冲二脉。灵芝好颜色，华面容，益精气，久服轻身不老延年，是滋补上品。又配桑叶、预知子，柔和肝气，以利疏泄。并以甘草、白芍，养肝而缓中，使肝藏血。加入白术、枳壳，健运脾胃，调理气机，以助诸药。诸药共奏抗衰老养血之效，使血液生养不息，统藏有职，任冲之脉不衰，永葆青春，统治女子一切虚证。

凡精血大亏者，两方合并使用，以收精血双补之功，如脑动脉硬化、痴呆、癫疾，配伍玳瑁、石决明。冠心病、郁证配伍郁金、丹参。风心病、痹症，配伍桂枝、防己、黄芪。肺功不全、喘证，配伍冬虫夏草、天虫。肾病、尿崩，配伍川楝子、桑螵蛸。脾虚、便溏配伍理中丸。不育症配伍石楠叶、紫石英、脐带。

服法：凡预防衰老者，每于立春、立夏、立秋、立冬、春分、秋分以及夏至、冬至，在每节前10天连续进服10剂，提高机体免疫力，抵御疾病。如若患病（指大病）则于病程后期连续进服30剂，以恢复机体各器官功能，协调和平衡机体内在机能，达到康复。之后也按上述预防法进服。如女子也可在经前10天或经净后进服，亦以10剂为一疗程预防量。

二、保健长生术

保健长生术是简而易行、行之有效的保健功。它是禅门中的一种柔功，也是气功结合经络的导引法。长期锻炼确能却病延年、无病强身，促进人体的机能代谢。

本功术分男女两种：

1．胸照太阳：术名拱抚膻中——男用。

作用：聚精、会气、生神。

治疗：凡生殖、泌尿、呼吸、心血管、消化系疾患，均有效。

方法：身体自然直立，两脚开立，与肩同宽，两目定点正视。两手合摊，无名指、小指相接，两手腕按放于乳部，呈半拱状，露出膻中。

此时随意呼吸9次，吸重于呼，先积气于胸中，将两手腕离开乳部，离胸5厘米，呈圆拱状。继而用意念引导腹式呼吸，吸鼓呼瘪，力求深、长、匀、细。3个9次为一度。意引正中线（任脉经）而下至脐下3穴（即气海、丹田、关元），气沉丹田，经关（元）入（气）海。三穴都为藏精之处，聚精而汇气，使下元之精气上奉于膻中（膻中又称上气海）。二气交会，最后再呼吸9次，把两手放下，并将两手反复摇挥，即成。以此精气充盈，焕发神光，能加强肾功能，增加肺活量和心冠状动脉血流量。

2．眠坐莲台：术名拿契血海——女用。

作用：血气相融，聚精会神。

治疗：凡内泌、生殖、心血管、植物神经系统等疾患，均有效。

方法：端正蹲坐，身躯中正，足跟落地，腰脊挺拔，胸部挺直。两手十指放于膝上，食指尖点按近膝盖正中，大拇指按腿内侧血海处（大拇指按压血海时，即有敏感、发酸的感觉）。

此时将两目闭合如眠，然后进行呼吸，每行9次，以腹式呼吸为宜。意引至腹腔内感到灼热为度（在腹腔内的灼热感有反流之象），再行一般呼吸，而后胸中豁达开朗。完成后起立告成，以调达任冲二脉，使血气相融，聚精会神，促进内分泌、消化、生殖机能及奇经、心、肺、肾等功能。

注：膻中、气海、丹田、石门、关元、血海都为经穴名。膻中：两乳头之间，即平第四肋间隙处。气海：脐下一寸五分。丹田：脐中。石门：脐下二寸。关元：脐下三寸。以上穴均在胸腹白线上。血海：膝膑内侧上二寸。

古人云：四十而不惑，五十而知天命，说明人到中年对于自然界乃至社会发展规律的认识已经日臻完善和成熟。掌握规律，争取有利因素，排斥和避免不良因素，充分发挥人的意志力和科学安排工作、生活的能动作用，以防止衰老，永葆青春，争取长寿。

方宝华
2006年6月

第三章

医案

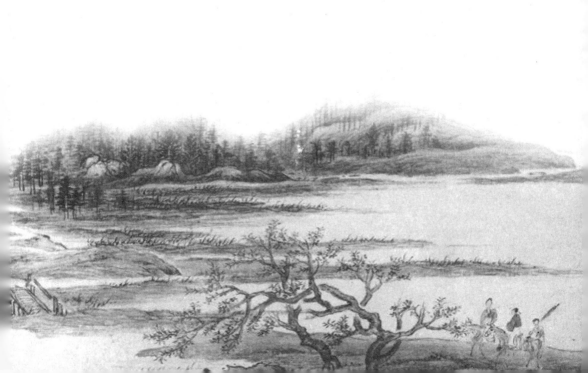

咳 喘 案

咳喘案一

潘某，女，43岁。1997年5月28日初诊。

患者咳喘多年，已有六七载，肾气衰微，冲脉不荣。临床症状见咳嗽，痰唾不爽，胸闷不适，叹气则舒，腰背疼痛，形体瘦弱，面红颧赤，口唇干燥，舌质红，苔薄，有齿痕，脉细弦。

患者为"老慢支"。"老慢支"一般指慢性咳嗽，又称痰饮病。每于新感引动伏饮而发，故此宿疾顽固不堪，历来治法众多，各有机奥。本例病机为：肺气不足，大气失展，痰热熏蒸，肾气不固。治以清养肺气，旁及他经。

南北沙参 各15克	炙马兜铃 10克	牛蒡子 10克	银 杏 7克
阿 胶 9克	瓜蒌皮 10克	浙贝母 12克	橘 皮 5克
橘 络 5克	天麦冬 各10克	杜 仲 10克	川 断 10克
桑寄生 10克	橘 核 9克	甘 草 6克	7付

按：方中马兜铃、牛蒡子、银杏、阿胶、杏仁、甘草为补肺阿胶汤之成方，加浙贝母9克。补肺阿胶汤出自《小儿药证直诀》，顾名思义，有补肺之要用，加入南北沙参益气养肺；瓜蒌皮、贝母为利气化痰之要药，清气养津而不助湿；橘皮、核、络和胃化痰利络，以养胃气；天麦冬养阴清热，以保津液；参入杜仲、川断、桑寄生，以养八脉而调肾气。

再诊患者喘息渐平，咽喉干燥，腰酸显减，苔薄，脉濡略滑。原法合度再进。

南北沙参 各15克	甜杏仁 10克	桑 叶 15克	桑白皮 10克
桔 梗 10克	玉 竹 10克	石 斛 10克	川 断 15克
狗 脊 15克	北秫米 15克	甘 草 6克	7付

按：以沙参、甜杏仁、桑叶皮、桔梗、甘草润肺而开肺气、利咽喉，玉竹养津益气，与石斛同用清胃热；加入北秫米养胃气而安神，川断、狗脊为束带调肾之用。

嗣后以原方出入，调用鱼腥草、夏枯草、金银花、青蒿、白薇。其用药之时正值春夏之交、端午节之后，一清其虚热，二解其暑热。因虚者多有疰夏，故以此解热而防止疰夏。后以泽漆疗痨利肺，并入何首乌、黄精益精而调脾肾；又入苏子、当归，以调血气而理肺经（苏子降气）。经一段时间治疗，患者精神爽快，工作积极。由此可见，痼疾虽顽，仍可逆转而康复，以上小结仅是治疗咳喘之举隅。历来医家对咳嗽及喘息之理论与治法论述极其广泛。古人认为咳嗽非独病变在肺，五脏六腑皆令人咳。岐伯曰："五脏之久咳。乃移于六腑。脾咳不已，则胃受之，胃咳之状，咳而呕，呕甚则长虫出……久咳不已，则三焦受之，三焦咳状，咳而腹满，不欲食饮，此皆聚于胃，关于肺，使人多涕唾而面浮肿气逆也。"（《素问·咳论篇第三十八》）关于肺之说，最为确切。故在治疗上，属肺病咳嗽者，以治肺为主，兼治其他脏腑为辅。若脏腑病传肺咳嗽者，治脏腑病为主，兼以治肺。但是治咳除治肺外，调胃是重要一环，应视其因而调之。若胃气降和，则咳逆可平。如在治咳方中加入降胃气之药，如代赭石、川朴、旋覆花、橘皮、柿蒂；属胃热者加入川连、竹茹、枇杷叶，均能收特殊疗效。

肺气不利则咳嗽，其因有从皮毛受邪入肺者，有自其他脏腑病变传于肺者，故宜未病先防，既病防变。《内经》有"不治已病治未病"之名言，《淮南子》有"良医者常治无病之病，故无病"之说。清代叶天士提出"务在先安未受邪之地"的治疗原则，均说明未病先防、既病防变的重要意义。

咳喘案二

林某，女，38岁。初诊：1997年12月5日。

患者30岁时哮喘始发，每临经期好发。近来哮喘发作3次，服人参北瓜膏，痰咳出即适。喘息，动则气逆，痰少稠黏，胸间满闷，月经刚净，此次发作于月经前，苔薄，脉濡小。此为风痰蕴肺，肺气失肃，加之经行，抵抗力下降。治以肃肺化痰，调经理肺。

麻　黄 6克	葶苈子 10克	苏　子 10克	半　夏 10克	
橘皮络 各5克	茯　神 15克	桑白皮 10克	甜杏仁 10克	
瓜蒌皮 10克	浙贝母 15克	紫　菀 10克	款冬花 10克	
枇杷叶 10克	知　母 10克	茯　苓 10克	白　术 10克	7付

二诊：1998年1月12日。

患者隔月来诊，诉经期发哮喘数次，现哮喘略平，痰多兼见神乏。治以调奇经八脉并肃肺化痰定喘。

当　归 10克	熟　地 10克	丹　参 10克	紫　菀 10克	
款冬花 10克	白芥子 10克	苏　子 10克	葶苈子 15克	
白　前 10克	前　胡 10克	泽　漆 10克	甘　草 5克	7付

三诊：1998年1月20日。

患者咳喘显减，痰黏咳而不爽，苔薄，脉濡小。再以原法入健脾之品。

南沙参 15克	前　胡 10克	桑白皮 10克	苏　子 10克	
紫　菀 10克	款冬花 10克	百　合 10克	五味子 10克	
白　术 10克	陈　皮 6克	茯　苓 15克	甘　草 6克	7付

四诊：1998年1月27日。

患者痰减少，晨起喉部有痰声，咳出则舒。此次经期哮喘发作一次，现喘咳渐平。原法增调脾之药。

南北沙参 各15克	百　部 10克	百　合 10克	紫　菀 10克	
细　辛 3克	五味子 10克	旋覆花 10克	当　归 10克	
茯　苓 15克	白　术 15克	甘　草 6克	红　枣 10克	7付

按：患者患哮喘7年之久，痰少黏稠。肺失肃降之令，每为风痰交并。久痰属宿饮，引动客邪侵袭，故对哮喘治疗不局限治本，也不能尽然祛邪。按症辨方为定法。方中葶苈子、苏子、麻黄，可除急性

期喘。半夏、橘络、橘皮、茯神，燥湿化痰，又为健运中宫之验方。桑白皮、甜杏仁，清热润肺，在哮喘初中期采用无妨（见大便溏薄慎用）。瓜蒌皮、浙贝母化痰消结，润燥清气，新老哮喘均可采用，尤其对女性患者应用有助于理气散郁。紫菀、款冬花药性和平。知母清热润燥。茯苓、白术健脾消痰。枇杷叶止咳平喘。时在秋燥，除麻黄、紫菀、款冬花外，余皆属肃润肺气之品。

二诊相隔40天，患者诉在经期内哮喘发作3次，胸闷，动则气逆，痰咳出即好。由此可知女性在月经期间抵抗力低，无论何种疾病极易诱发。月经方净，调整奇经八脉为先，故以当归、熟地、丹参补益活血调经；加入紫菀、款冬花、白芥子温润肺络，合苏子、葶苈子肃肺消痰定喘；白前、前胡平喘；泽漆为化痰防痨之品，久咳用之，使肺不娇弱。

三诊则选南沙参、前胡、桑白皮、苏子、款冬花、紫菀清益肺气而化痰；百合、五味子润敛肺金；茯苓、白术、甘草有健脾益气之效能。

四诊又遇经期而发哮喘。用南北沙参、百部、百合、紫菀、款冬花养肺为本；茯苓、白术、甘草健脾运；又入细辛、五味子，一开一敛，使肺升降有序；配以旋覆花下气走络；当归与苏子合为降气之助；大枣缓和诸药，呼吸乃顺，喘咳而平。综阅病史用药，以苏子降气汤、养肺汤、葶苈大枣泻肺汤、三子养亲汤、蒌贝散诸方化裁，综合应用，以切合病机。

咳喘案三

金某，女，43岁。初诊：1998年3月6日。

患者近期感冒，咳嗽气逆，呼吸不顺，痰黏不爽，胸膺闷满，胃纳不馨，大便间日一行，苔薄，脉小数。证属风痰束肺，肺气宣肃失令。治以宣肺气而化痰浊。

白前胡 各10克	牛蒡子 10克	桔　梗 5克	甘　草 5克
半　夏 10克	橘皮络 各5克	紫　菀 10克	款冬花 10克
茯　神 10克	白　术 10克	枳　壳 5克	瓜蒌皮 10克
枇杷叶 15克	鱼腥草 15克	甘露消毒丹（包）15克	7付

二诊：1998年3月13日。

1998年2月13日胸片示两下肺肺纹理增粗，右心膈角处淡而模糊，炎性病变，咳嗽连绵，咽喉干痒作呛，气逆渐平，痰黏渐爽，耳道胀痛不适。再以清肃肺气为法治疗。

桑叶皮 各10克	南北沙参 各15克	百 合 10克	甜杏仁 10克
瓦楞子 30克	瓜蒌皮 10克	浙贝母 10克	紫 菀 10克
款冬花 10克	太子参 30克	锁 阳 15克	巴戟天 15克
蚕 茧 10只	枇杷叶 15克	甘 草 5克	7付

三诊：1998年3月20日。

患者咳嗽连绵，咽痒作呛见减，气逆渐平，痰浊稠黏，胸膺闷满渐畅，耳道胀痛未作。再以肃养肺气为法治疗。

桑叶皮 各10克	南北沙参 各15克	百 合 10克	甜杏仁 10克
麦 冬 10克	桔 梗 10克	紫 菀 10克	款冬花 10克
菟丝子 10克	巴戟天 15克	金樱子 10克	太子参 30克
锁 阳 15克	蚕 茧 10只	枇杷叶 15克	7付

四诊：1998年3月27日。

患者咳已减其半，痰多黏稠不爽，胸膺闷满，室内工作汗出衾衣，口渴不仁，饮水则和，夜尿2~3次。再以原法治疗。

桑叶皮 各10克	南北沙参 各15克	款冬花 10克	天麦冬 各10克
太子参 30克	五味子 10克	山萸肉 10克	茯 神 10克
白 术 10克	甘 草 5克	巴戟天 15克	益智仁 10克
锁 阳 15克	蚕 茧 10只	黄 芪 15克	瓜蒌皮 15克
绿梅花 10克	7付		

五诊：1998年4月3日。

患者上述诸症均减，汗出渐稀，咽喉尚有燥痒，眩晕蒙蒙，神疲劳累。再以清益为法治疗。

太子参 30克	麦　冬 10克	五味子 10克	瓜蒌皮 15克
浙贝母 10克	石　斛 15克	北沙参 15克	山萸肉 10克
茯　神 10克	柏枣仁 各10克	杜　仲 10克	黄　芪 30克
玉　竹 10克	巴戟天 15克	益智仁 10克	蚕　茧 10只
茅芦根 各15克	7付		

六诊：1998年4月10日。

患者咳嗽有改善，汗出渐收，面部雀斑。再以清肺益神为法治疗。

太子参 30克	南北沙参 各10克	百部合 各10克	知　母 10克
石　斛 15克	合欢皮 10克	玉　竹 10克	天麦冬 各10克
紫　菀 10克	款冬花 10克	瓜蒌皮 10克	半　夏 10克
益智仁 10克	川贝粉（吞）3克	7付	

按：患者近期感冒而咳嗽气逆，呼吸不顺，胸闷膺满，非一般感冒之咳嗽，是乃风温时行之疾。药选白前、前胡、牛蒡子、杏仁、桔梗宣肃肺气为前提。陈夏、陈皮、茯苓、甘草化痰燥湿，并有增加食欲之助。紫菀、款冬花温润以利肺气。合白术、枳壳健胃，利气机，调中州。瓜蒌皮顺气化痰。枇杷叶和胃止咳而平喘咳。鱼腥草消炎化痰，清肺止咳。甘露消毒丹以清时邪，并有清湿热解毒之功能，使热性病及早清利外散，对热性病有缩短疗程之妙。

二诊，从风温治之，选清理肺气之药，桑叶、桑白皮、南北沙参、百合、甜杏仁、太子参、瓜蒌皮，以清气益阴。入瓦楞子消痰和胃；款冬花、贝母、紫菀化痰止咳；予巴戟天、锁阳、金樱子、蚕茧诸益肾纳气之品。此乃金水同治，肺肾同调之法。

三诊，理法已明，加用金樱子、菟丝子增纳气益肾之效，固下元，清上焦，以冀正复邪退。

四诊，清肺益阴为主法，邪势渐退，正气及时扶助，故秉太子参、麦冬、五味子之生脉散为用，又入黄芪增扶正益气之力。

　　五、六诊：入柏枣仁、合欢皮养神，玉竹、石斛养胃益津，杜仲强腰膝，川贝粉润燥清肺，病得以康复。

眩 晕 案

眩晕案一

刘某，男，40岁。初诊：1997年8月22日。

患者头痛眩晕，记忆力减退，耳鸣目花，夜寐梦多，磨齿明显，或有梦呓，惊醒，大便正常，舌滑腻罩灰苔，脉濡小滑。证属风痰上巅，神不安舍，清旷不展。治宜祛风痰，调神明。

羚羊粉（吞）0.6克	石决明 30克	蔓荆子 10克	苍耳子 10克
半　夏 10克	陈　皮 5克	白　术 10克	茯　神 10克
紫贝齿（先煎）30克	龙齿（先煎）30克	槟　榔 10克	石菖蒲 10克
羊蹄根 15克	7付		

二诊：1997年8月29日。

患者仍头痛眩晕，眼花，夜梦多，夜话、磨牙稍减。治疗宜平肝调神。

羚羊粉（吞）0.6克	石决明（先煎）30克	珍珠母 30克	薄　荷 5克
菊　花 10克	防　风 10克	钩　藤 10克	茯　神 10克
龙牡（先煎）各30克	柏枣仁 各10克	合欢皮 10克	磁　石 30克
六　曲 10克	荷　叶 2方	7付	

三诊：1997年9月5日。

患者头痛未减，眩晕蒙蒙，耳鸣渐宁，夜梦减少。治疗再以原法进治。

羚羊粉（吞）0.6克	珍珠母 30克	柴　胡 10克	龙胆草 5克
丹　参 15克	龙牡（先煎）各30克	生　地 15克	枸杞子 12克
潼白蒺藜 各12克	枳实壳 各5克	茯　神 10克	柏枣仁 各10克
香　橼 15克	佛　手 10克	白　术 10克	7付

按：患者头痛眩晕、磨牙、梦呓、惊醒，属肝风，以神经疾患居多。记忆力减退、耳鸣目花、梦多为肾虚之证。舌滑腻罩灰苔，为腑毒炎盛，风火相煽。以上症状结合头痛、磨牙之候，辨证一为风痰上巅，二为神不安舍。故治以祛风痰，调神明。暂不以肾亏论治，所谓急者先治。平肝风，祛风痰，选羚羊粉、石决明、蔓荆子、苍耳子，一镇一散，直入巅顶，从巅顶而解。半夏、陈皮、白术、茯神，化痰而清窍。从舌滑腻罩灰苔论治，加用石菖蒲亦可展畅清旷，不使痰浊蒙蔽心野。重用紫贝齿、龙齿，镇风定惊，以助羚羊角粉、石决明而安神明。羊蹄根、槟榔通腑去积，腑毒痰浊随诸药从下而泄，舌苔滑腻罩灰苔得以清除。虽以祛风调神明为法，实乃上下俱治。

再诊，患者夜话、磨牙稍减，调用薄荷、菊花、防风、钩藤，较蔓荆子、苍耳子和平。予羚羊角粉、珍珠母等尤为清柔，不伤肝之体用。易用柏枣仁、合欢皮、牡蛎、磁石，安宁心胆，使寐梦少而除惊醒。六曲、荷叶以养胃气而和中。

三诊，因头痛未减，用柴胡、龙胆草直清肝火。生地、枸杞子意欲滋肾，护肝阴而制亢阳。枳壳与白术及香橼、佛手转输脾胃之气，治杂病不失东垣从脾胃之治法。

眩晕案二

徐某，女，39岁。 初诊：1997年8月28日。

患者头晕乏力，记忆力尚可，心悸胸闷气粗，脘腹痞胀，纳可，夜寐不安，苔薄，脉濡小。检查示血红蛋白88克/升，红细胞5.03×10^9/升，有贫血昏倒史。证属血不养肝，肝阴不足，血不上荣。景岳云：无虚不作眩。治宜滋柔肝木。

菊　花 10克	枸杞子 10克	生　地 10克	瓜蒌皮 10克
浙贝母 10克	天　麻 10克	穞豆衣 10克	潼沙苑 10克
合欢皮 10克	丹　参 15克	川　芎 10克	茯　苓 10克
女贞子 15克	枳　壳 5克	白　术 10克	绿梅花 10克
佛　手 10克	7付		

二诊：1997年9月5日。

患者眩晕渐宁，日夜已少瞑眩，心悸胸闷亦减，脘腹无胀满。治疗再宗原法。

菊　花 10克	枸杞子 10克	生　地 10克	何首乌 10克
菟丝子 10克	丹　参 10克	天　麻 10克	穞豆衣 10克
潼蒺藜 10克	北沙参 15克	川楝子 15克	桑寄生 10克
茯　神 10克	柏枣仁 各10克	合欢皮 10克	绿梅花 10克
佛　手 10克	荷　叶 2方	14付	

三诊：1997年9月19日。

患者中午头晕，每于11时许发生，心悸怔忡不安，舌薄腻，脉濡小数。治疗再以原法合归脾法。

黄　芪 15克	党　参 15克	当　归 10克	远　志 10克
柏枣仁 各10克	合欢皮 10克	生　地 10克	茯　神 10克
白术芍 各10克	天　麻 10克	菊　花 10克	穞豆衣 10克
龙眼肉 10克	潼蒺藜 10克	荷　叶 2方	7付

四诊：1997年9月26日。

患者头晕已非每日发生，时作时休，心悸怔忡，动则汗出均减，仍夜难入寐，舌薄，脉濡小。治疗再拟归脾法。

黄　芪 15克	党　参 15克	当　归 10克	远　志 10克
柏枣仁 各10克	生　地 10克	茯　神 10克	天　麻 10克
川　芎 10克	菊　花 10克	潼白蒺藜 各10克	何首乌 10克
太子参 30克	麦　冬 10克	龙齿（先煎）30克	龙眼肉 10克
白茅根 15克	7付		

按：药选杞菊地黄合沙苑、女贞子养阴柔肝，加丹参具四物意，与合欢皮同用以养血安神，与天麻、川芎同用定风止眩。茯苓、白术、枳壳、瓜蒌、贝母，健运调气化痰。绿梅花、佛手，利气宽胸，和胃开郁。诸药配合以治眩晕之虚者及夹痰者。前人有无虚不作眩和无痰不作眩之说。所谓虚，阴虚居多。痰者，非咳嗽之痰，此痰为痰浊痰饮，治以健运气营而获效。阴虚肝阳夹痰上扰之证临床多见，必用益气潜阳、健运气机而化痰饮之剂，庶得应手之效。

二诊，眩已宁，日夜已少瞑眩。先用何首乌，既加滋阴之效，又可与茯神、柏枣仁以宁神安寐。沙参、川楝子与枸杞子含一贯煎之意，治肝和胃。山茱萸、菟丝子、桑寄生，滋肾以柔肝。荷叶芳香升清，以和诸药。

三、四诊，用党参、黄芪、当归、远志、龙眼，以归脾法养心脾。太子参、麦冬养气阴，注于脉；枸杞子、菊花、白芍，柔养肝体以平肝阳；龙齿入心调神，白茅根以清心热。诸法依次运用，诸症可释。

🕳 眩晕案三

朱某，男，50岁。　初诊：1997年9月26日。

患者眩晕乏力，记忆力尚可，眼花，无心悸，睡眠一般，腰酸，怕冷，小便频数，夜尿1～3次，舌薄腻，脉濡小数。证属肾水亏乏，精髓不充，窍络失涵。治以益肾强腰涵络。

枸杞子 10克	何首乌 10克	半　夏 10克	桑　菊 各10克
白蒺藜 10克	天　麻 10克	陈　皮 5克	菟丝子 10克
枳壳实 各5克	白　术 10克	茯　神 10克	杜　仲 10克
巴戟天 15克	蚕　茧 10只	佛　手 10克	7付

二诊：1997年10月10日。

患者眩晕，口舌干燥，口渴不仁，咽痛，小便改善，舌薄，脉数。证属心肝火焚，肾水亏乏。治以清心肝之火且济水制亢之品并进。

生 地 10克	玄 参 15克	天麦冬 各10克	栀 子 10克
丹 皮 10克	通 草 5克	泽 泻 10克	石 膏 30克
知 母 10克	竹 叶 15克	太子参 30克	川楝子 10克
枸杞子 10克	巴戟天 15克	肉苁蓉 10克	蚕 茧 10只
谷麦芽 各15克	7付		

三诊：1997年10月17日。

患者小便次数减少，大便每日3次，纳可，睡眠尚可。再进一步调治。

天 麻 10克	菊 花 10克	川 芎 10克	生 地 10克
白 参（另煎汁）10克	甘 草 5克	茯 苓 10克	白 术 10克
怀山药 10克	扁豆衣 10克	枸杞子 10克	巴戟天 15克
淫羊藿 15克	蚕 茧 10只	荷 叶 2方	7付

四诊：1997年10月24日。

患者大便正常，冬天怕冷，服补阳药则口舌碎痛。以原法续进，阳中求阴。

天 麻 10克	菊 花 10克	川 芎 10克	生 地 10克
何首乌 10克	黄 精 15克	茯 神 10克	白 术 10克
扁豆衣 10克	怀山药 15克	巴戟天 15克	淫羊藿 15克
石莲肉 10克	天麦冬 各10克	龟 板 10克	鹿角片 10克
蚕 茧 10只	白 参（另煎汁）5克		10付

五诊：1997年10月31日。

患者目眩头晕，心悸怔忡，小溲频繁，有前列腺肥大。治以益气敛精。

黄　芪 15克	丹党参 各15克	白　术 10克	茯　神 10克
知　母 10克	玉　竹 10克	何首乌 10克	菟丝子 15克
黄　精 15克	巴戟天 15克	锁　阳 15克	杜　仲 10克
狗　脊 15克	淫羊藿 15克	威灵仙 10克	怀牛膝 10克
珠儿参 10克	7付		

　　另予左归丸2瓶，每天晚上服2粒；右归丸2瓶，每天早晨服10粒。铁皮石斛50克，每日5克，泡茶服用。

　　按：患者半百之年，肾亏而精髓不充，窍络失涵，呈现眩晕目花、腰背酸痛、尿频、怕冷等症状，类似现代医学神经衰弱的一系列症状。以枸杞子、菊花、桑叶、何首乌、菟丝子、白蒺藜益肝肾而明耳目。杜仲、巴戟天、蚕茧补肾强腰和络，增脑髓以利阳事而敛尿频。入天麻、半夏、陈皮、白术、枳实、枳壳，平肝化痰，以宁眩晕，佛手悦胃舒神。

　　二诊，患者见口舌干燥，口渴咽痛，此乃肝肾不足，水亏而火焚。生地、天冬、麦冬、玄参、枸杞子、太子参壮水之源。山栀、丹皮、竹叶清三焦之火。知母、石膏，清阳明热。川楝子泻肝火。仍以巴戟天、肉苁蓉、蚕茧，养阴敛精，继以壮水泻火，不恋其阳，维系阴阳之法。并入麦芽代粳米，直折其火。用药为应，将相和，士卒合，则收效尤大。

　　三诊，患者大便每日3次，从脾论治为首。入人参、茯苓、甘草、山药、扁豆衣，益气而健脾，脾得清气而泻自止。天麻、菊花、川芎三味入脑（平、清、养肝齐备），以利头目而除眩晕。生地、枸杞子、巴戟天、蚕茧、淫羊藿（无肉苁蓉滑肠之弊）为维护阴阳之品。荷叶清升芳香以和之。

　　四诊，时节已在重阳后，与五诊所用药一并申述。选用黄精养精补元。龟鹿为二仙长寿之品。黄芪、珠儿参，益气长治。茯苓、白术、扁豆衣、山药，健脾助运。玉竹理脾润燥。巴戟天、锁阳、狗脊、威灵仙、牛膝，补肾强壮利腰络。后以左、右归丸早晚交叉进服，并以铁皮石斛泡茶，以调阴阳津液。此患者年正五十，半百之龄，精气自衰，出现一系列肾亏之象，如眩晕、目花、腰酸、怕冷、小便频数、夜尿1～3次等未老先衰之征毕现，其病根在精亏、命门不足，故治疗重在益精而温补命门。

头 痛 案

沈某，女，76岁。初诊：1985年11月16日。

患者素来右偏头痛，与月经有关。今虽天癸竭，年入古稀，然斯症依然，伴头眩神惫等症。究其因，相火亢害，龙雷之火上腾，干扰清灵之域，尔后肝肾不足，精血少涵脑海。前番所投培元清阳之剂，是症悉见缓解，但遇劳则促发作祟。病来绵绵延宕，业成头痛顽疾，当以散剂缓缓图之。拟清阳益脑培元之法。

羚羊粉 0.6克	天 麻 9克	玳瑁片 9克	琥珀屑 6克
当 归 12克	川 芎 9克	生白芍 12克	白蒺藜 9克
薄荷叶 3克	枳 壳 9克	制苍术 9克	制大黄 9克
青 皮 9克	黄 芪 12克	甘 草 9克	

上药配5付，共研细末，每日早晚各一匙，以温开水送服之。

按：此病由肝肾阴血不足，肝阳失敛上亢而致头痛；遇劳则发，此乃劳作耗伤气阴，下元更虚，不能涵养脑窍。方师所论病因病机，言简意赅。治以培元清阳之法，培补肝肾阴血。药用羚羊角粉、天麻、玳瑁、琥珀，重镇平肝阳；全当归、川芎、杭白芍养阴柔肝；白蒺藜、枳壳、薄荷叶散肝热；青皮、枳壳调畅气机。全方配伍，使肝风渐平，肝阳得清，并以散剂缓缓图功以疗顽疾。

中　风　案

中风案一（面瘫）

朱某，女，55岁，职工。初诊：1985年9月21日。

2周前，患者脸面突然瘫痪，口眼歪斜，人中、舌面向右偏斜，流涎难以控制，头脑胀晕，语言不利。经投平肝息风和络之剂，面瘫重症尚得控制，左眼尚未好转，口歪，舌薄，脉弦。汤药之后，肝风渐宁，痰瘀凝络未解，再拟祛风通络法，以散剂。

羌　活 10克	白附片 10克	皂角子 10克	红　花 5克
木　香 3克	天花粉 12克	僵　蚕 12克	白　芷 15克
当　归 10克	蛇　蜕 5克	冰　片 0.3克	琥珀屑 0.6克

上药5付，共研细末，早晚各一匙，用冬青油调匀，药末敷于患处，日敷2次。

按：中风病总由气血逆乱，产生风、火、痰、瘀，导致脑脉痹阻或血溢脑脉之外。本案患者尚无神识昏蒙，以口眼歪斜、言语不利为主症，属于中风之中经证。经投平肝息风和络之剂，面瘫重症得以控制，但口歪、舌薄、脉弦，是余邪未净，痰瘀阻络。肝风未清，肝血未充，故以羌活、白附子、皂角子、僵蚕、白芷、蛇衣、红花祛风通络，天花粉、当归养阴活血。本案患者以局部口眼歪斜为主症，方师用冬青油调和药末外敷患处，使药力直达病灶，为内外同治之法。

中风案二（心脑血管病案）

胡某，女，74岁。初诊：1997年11月28日。

患者有高血压中风史（1997年4月发病），频发房性早搏，呈二联律，心肌损害，头脑眩晕，行走尚便，言语謇塞，口渴欲饮，口唇颤动，面色潮红，烦热，舌薄带腻中剥，脉弦数。本病属风阳湿火交织，煎熬津液，病证非轻。治宜清风阳，清湿火，益津液。

天　麻 9克	石决明 30克	珍珠母 30克	羚羊粉（吞）0.3克
石　斛 15克	茯　神 10克	天竺黄 10克	郁　金 10克
竹　叶 15克	银　翘 各15克	知　母 10克	制苍术 10克
生　地 15克	丹　皮 10克	泽　泻 10克	地　龙 10克
茅芦根 各15克	14付		

二诊：1997年12月12日。

患者中风后血压高，头眩，言语謇涩，手足麻木，行走尚便，舌薄质红，脉濡小数。证属风阳上巅，脉络不和。仍拟平肝息风而调血脉。

天　麻 10克	石决明 30克	珍珠母 30克	当　归 10克
白芍术 各10克	玉　竹 12克	石　斛 15克	知贝母 各10克
栀　子 10克	丹　皮 10克	太子参 30克	天麦冬 各10克
天竺黄 10克	胆南星 10克	生　地 10克	竹　叶 15克
茅芦根 各15克	14付		

三诊：1998年1月2日。

患者眩晕，头摇，口渴欲饮，尿频见减，口唇颤动。再以原法治疗。

太子参 30克	钩　藤 15克	龙齿（先煎）30克	蚕　茧 10只
琥珀粉（吞）1.5克	天　麻 9克	石　斛 15克	天花粉 10克
玉　竹 10克	知　母 10克	山羊角（先煎）15克	天麦冬 各10克
生　地 10克	竹　叶 10克	连　翘 15克	10付

　　按：清风阳选天麻、石决明、珍珠母，加入羚羊角，有平肝息风之效用，实则有清心脑、安神经之用，可除眩晕或稳定血压。茯神、

天竺黄、郁金清心，开郁化痰定神，对言语謇涩有解语转化之用。竹叶、连翘、白茅根、芦根，清心热而清气分。知母、石斛，清热而养胃液（津）。生地、丹皮、泽泻（六味丸中三味）养血清血（降血脂）。又以白术、茯神、泽泻健脾利水。地龙通利脉络解痉挛。各法配合，使面色潮红、烦热得释，可收功效。渴喜冷饮用石膏，渴喜热饮用黄连。今用石斛以清津而解渴。生地、苍白术滋阴而化湿。用地龙解痉挛而镇静，而非龙牡之镇神定惊，三药镇摄程度不同。

二诊，患者中风后血压高，言语謇涩，头眩，手足麻。选方药用天麻（定风草）、石决明、珍珠母，以清风阳，平肝潜阳而靖风，清头目，除眩晕。当归、生地、白芍（四物汤少川芎）遵古法治风先治血之意，是乃调和脉络之用，临证以手足麻木而用之。山栀、丹皮、竹叶、知母，清气血之热，使血清而阴存。石斛、玉竹、茅芦根，养阴清热润燥，以滋胃阴。太子参、麦冬，清气阴以生津液。天竺黄、胆南星、贝母，清化痰热，有利于心窍开蔽，使言语謇涩得以启利，有益于声带发音。

三诊，诸恙均减。以天麻、山羊角、钩藤、龙齿续进以镇潜肝阳（火、风）。太子参、天麦冬、生地、石斛、天花粉、知母、竹叶、连翘，益气阴而清热，益阴不碍湿，清热不伤津，清营养血。玉竹配伍蚕茧，培元固复，以减尿频。琥珀粉吞服以安心神。本方集平肝镇潜重剂以定风阳，治风先治血以利脉络，化膻中之痰，以利苗窍，解语开音。综观全方，用益气阴、滋津液、清火热之品，使之缓解，以善其后。

中风案三（脑梗死、乳腺癌术后、甲状腺肿案）

周某，女，64岁。初诊：1997年6月13日。

1993年4月，患者突发多发脑梗死，住浦江医院一月余。1996年6月，CT见多发性脑梗死后囊腔。后因右侧乳腺癌在外院手术。患者同时患有脂肪肝、轻度糖尿病、甲状腺肿大20余年。近日在肿瘤医院行CT及B超检查示：多发性结节性甲状腺肿大，右大左小，气管左移。现左侧肢体活动不利，行走不便，跨步不大，蹲坐不便，苔薄，脉濡小数。证属风痰凝络，络脉不利。治拟祛痰利络，消结软坚。

天 麻 10克	菊 花 10克	枸杞子 10克	生 地 10克
何首乌 10克	山慈菇 10克	海 藻 10克	知贝母 各10克
玄 参 15克	地 龙 10克	僵 蚕 10克	生牡蛎 30克
北沙参 15克	乌梢蛇 10克	桑 枝 10克	带籽丝瓜络 各10克
天门冬 10克	7付		

二诊： 1997年6月20日。

患者甲状腺肿大，以右侧为主，大如鸭蛋，咽饮如常，眩晕蒙蒙，手足行动欠便，蹲坐不下。再以原法进治。

山慈菇 10克	生牡蛎 30克	炙穿山甲 10克	浙贝母 10克
僵 蚕 10克	皂角刺 10克	刺猬皮 10克	蒲公英 15克
乌梢蛇 10克	海 藻 10克	北沙参 15克	带籽丝瓜络 10克
夏枯草 15克	天门冬 10克	桑 枝 10克	7付

另给予牛黄醒消丸1瓶（吞）。

三诊： 1997年7月18日。

7月4日，患者在上海市第二人民医院行甲状腺腺瘤切除术，7月14日出院。刻诊：神疲乏力，咽喉毛糙，咳嗽日久，无痰，睡眠不宁，纳佳目糊，大便不畅，苔薄，脉濡。证属气虚，肺失肃降与润泽。治拟益气清浊。

黄 芪 15克	党 参 15克	太子参 15克	山慈菇 10克
夏枯草 10克	北沙参 15克	白 术 10克	茯 苓 10克
川楝子 10克	枸杞子 10克	天麦冬 各10克	海蛤壳 30克
百 合 15克	甘 草 13克	海浮石 15克	藕 节 10克
炒谷麦芽 各15克	山 楂 10克	7付	

四诊： 1997年7月25日。

患者蹲后起时腰部受伤，腰痛，但可行走，胃纳较差，苔薄腻，脉小。治疗宜益损强腰，调和血脉。

杜　仲 10克	续　断 12克	狗　脊 12克	怀牛膝 10克
五加皮 10克	浙贝母 10克	落得打 10克	橘　皮 5克
竹　茹 5克	枳　壳 5克	白　术 10克	玄　参 10克
山慈菇 10克	海浮石 15克	海蛤壳 30克	僵　蚕 10克
生牡蛎 30克	7付		

五诊：1997年8月8日。

患者正在康复中，大便间日行，胃纳不馨，头脑眩晕。治宜清气通肠。

桑　菊 各10克	枸杞子 10克	潼蒺藜 10克	青　蒿 10克
薄　荷 5克	珠儿参 10克	太子参 30克	北沙参 10克
川贝母 10克	僵　蚕 10克	山慈菇 10克	百　合 10克
天麦冬 各10克	半　夏 10克	谷　芽 10克	荷　叶 2方
黄药子 10克	14付		

六诊：1997年8月29日。

患者头晕胸闷，夜寐不宁，纳谷尚可，大便日行。治宜益气展胸，清风阳。

黄　芪 15克	党　参 15克	白　术 10克	枳　壳 5克
竹　茹 5克	薏苡仁 30克	肉豆蔻 5克	菊　花 10克
枸杞子 10克	茯　神 10克	合欢皮 10克	柏子仁 10克
酸枣仁 10克	荷　叶 2方	羚羊角粉（吞）0.3克	14付

按：一诊，患者有多种疾病，因脑多发性梗死，当时左侧肢体活动不利，行坐不便，跨步不大。探因求治，由于风痰凝络，络脉不利，予以祛风利络。天麻、菊花从上之治。生地、何首乌、天冬、枸杞子、沙参，滋阴增水以泻火。山慈菇、海藻、僵蚕、知母，消痰软坚（治疗结节性甲状腺肿大），再有玄参、牡蛎、浙贝母内消之功，

有相应的治疗作用。地龙、丝瓜络、乌梢蛇、桑枝，走经脉，使经脉通利。

二诊，患者手足行动欠便，蹲坐不下。甲状腺肿大，调用穿山甲片、皂角刺等消痰软坚之品，直中病所。蒲公英、夏枯草为治疗甲状腺病的要药。加入刺猬皮（原属胃病药），甘仁先生用于治疗瘘管痰证，借以用治甲状腺肿大，其香窜入病络。再予牛黄醒消丸，此为有名的醒消外科药，今人用于肿瘤确有醒消之功。

三诊，黄芪、百合、太子参、白术、茯苓、甘草，益气疗虚。北沙参、枸杞子、川楝子，仿一贯煎，疏肝和胃益肺。天麦冬、百合配北沙参清养肺阴，为滋润之品。山慈菇、蛤壳、海浮石，咸以软坚消痰，虽甲状腺已切除，用以防其后患。谷麦芽、藕节、山楂，消郁结，化痰积。

四诊，患者腰痛可行走，胃纳较差，为方便患者治疗，二者结合治疗（此中医治疗特色，不转科治疗，方便病人）。杜仲、川断、狗脊、牛膝，强腰膝。五加皮、落得打，行经络而疗损伤。玄参、牡蛎、浙贝、山慈菇、浮石、海蛤壳配僵蚕，对肿瘤有消结软坚之用，又祛经络之痰，调整经脉流注，使脑梗死后下肢活动障碍得以改善。此种药物具有特殊效用，应大力推广。橘皮、竹菇加枳壳、白术，调和诸药，扶持胃气，使患者不厌中药之苦涩。

五诊，患者术后体元康复，结合时气用药，桑菊、青蒿、薄荷，清暑气而解热。枸杞子、沙苑子、菊花，养阴除晕。半夏化痰。沙参配珠儿参、太子参，益气阴。百合养阴润泽。运用黄药子时口味不佳，易致恶心呕吐，其疗甲状腺肿大有独到之处，但须慎用。

六诊，以参、芪、术等顾护中运，益气消戾，平肝善始。加用羚羊角粉，在于清头目安神，以解除暑气热淫之头晕。

治疗过程约分三阶段：一是脑梗死之下肢活动障碍；二是甲状腺肿大及术后的治疗；三是康复治疗，巩固疗效。是为医者遵循客观现象，以何者为主，何者为次，循序而进，相应而退，通常达变。该患者病证相杂，都为棘手之病。但由于患者合作良佳，病证逐渐减轻，上述 3 个阶段的治疗收到了预期的疗效，可作为有益的医疗经验。

中风案四（糖尿病、脑梗死案）

赵某，男，73岁。初诊：1997年12月24日。

患者有脑梗死、脑水肿、糖尿病等病史。刻诊：头眩蒙晕欲仆，胸闷心慌，口渴尚润，腰痛不著，小便淋涩不爽，大便秘结，四肢蠕动，苔薄，脉弦。辨证：阳风上浮，窍络不宁，而下元津精两损，肾司二便失灵。治拟清阳宁窍，益肾而司二窍法。

天　麻 9克	钩　藤 15克	菊　花 12克	潼蒺藜 12克
川　芎 10克	冬葵子 15克	石　斛 15克	竹　茹 10克
枳实壳 各5克	白　术 15克	泽　泻 10克	茯苓皮 各10克
天麦冬 各10克	巴戟天 15克	锁　阳 15克	蚕　茧 10只
羊蹄根 15克	7付		

二诊：1998年1月2日。

患者眩晕渐宁，胸闷、心慌、口渴稍缓，四肢抽挛，大便已间日行，小溲量稍增，苔薄腻，脉濡小。诊为糖尿病、脑水肿。再拟原法出入。

羚羊粉(吞) 0.6克	石决明（先煎） 30克	珍珠母（先煎） 30克	
天　麻 10克	天麦冬 各10克	钩　藤 10克	茯　神 10克
白术芍 各10克	泽　泻 10克	冬葵子 15克	鳖　甲 10克
生牡蛎 30克	枳　实 5克	土茯苓 30克	肉苁蓉 10克
羊蹄根 15克	茅芦根 各15克	14付	

三诊：1998年1月16日诊。

前述症状一度改善，停剂后头眩渐已，行走较稳，四肢痉挛，小溲迫急，排尿难，大便次多而不畅快。

天　麻 9克	菊　花 10克	川　芎 10克	桔　梗 10克
升　麻 10克	鳖　甲 30克	生牡蛎 30克	龟　甲 10克
茯　神 10克	泽　泻 10克	山　药 10克	芡　实 15克
葛　根 10克	肉苁蓉 10克	萆　薢 15克	土茯苓 30克
巴戟天 15克	白　术 10克	白　芍 10克	14付

四诊：1998年2月13日。

患者脑积水、糖尿病症状有明显好转，眩晕渐宁，四肢抽挛缓解，小溲迫急渐减，大便已成条，苔薄，脉濡。辨证：痰浊上巅，清窍不宁，下元空虚，奇经八脉不荣，脉络失涵。治拟清上焦痰浊，培下元精血。

天　麻 10克	茯　神 10克	肉苁蓉 10克	土茯苓 30克
菊　花 10克	锁　阳 15克	芡　实 15克	川　芎 10克
扁豆衣 10克	巴戟天 15克	生牡蛎 30克	白芍术 各10克
桔　梗 10克	益智仁 10克	黄　精 10克	脐　带 1条
菟丝子 15克	10付		

按：患者患脑梗死、糖尿病，呈头眩蒙晕欲仆、口渴、小便闭塞、四肢蠕动等重症，上为风阳浮动，中为消渴，下为津精两损。治以清阳宁窍之天麻、钩藤、菊花、川芎、潼蒺藜，有止眩定晕（前二者清，后二者升），制浮阳以止眩晕。清胃益津化浊用石斛、天冬、麦冬、白术、枳壳，以解渴开胸。又配茯苓、泽泻、白术，健脾行水。合巴戟天、锁阳、蚕茧，强壮肾元，管辖二便运动。入冬葵子、羊蹄根达肠，使二便通畅，无淋涩之障碍。

二便既通，脑水肿症状有所减轻，然四肢抽挛，进而以羚羊粉、石决明、珍珠母、牡蛎、鳖甲，镇肝风，以息其阳。更入土茯苓清水道，化湿毒以清流。入肉苁蓉，益阳润肠，健脾行水，通利小便，合用有健脾通腑利便之用。白茅根、芦根，清心胃而益津气。

最后治疗从平肝息风法转为三甲（鳖甲、龟甲、牡蛎）证治，益阴缓阳以定风，并可升清降浊。重用升麻、葛根、桔梗以调气机，使清气在下得以升举。入怀山药、芡实利脾。又入萆薢，助土茯苓清利尿道而解湿毒，巴戟天合肉苁蓉补肾气，使糖尿病、脑积水诸临床症状均有显著改善。

中风案五

孙某，男，76岁。初诊：1997年11月7日。

1996年9～11月，患者因右侧颞顶部亚急性硬膜下血肿曾在仁济医院治疗。另有房颤及糖尿病史。刻诊：行动不便，由家人陪诊，面色苍白，两目不转，左睑下垂，左肘弯曲难伸，左腕下垂，纳可，大便困难，苔薄腻，脉缓。辨证：风痰瘀滞犯巅，窍络不利，经脉拘急。按中医理论，风痰瘀滞为因，可入巅或涉及络脉、骨骼。如双目不转，与风痰入巅有关，肘腕伸屈不便，与风痰入侵经脉相关。硬膜下血肿病在头部，外伤性血肿必有瘀滞。此证风痰瘀滞为其因。双目下垂、面色苍白或与体质低下有关。

天　麻 10克	川　芎 10克	菊　花 10克	生　地 10克
丹　皮 10克	当　归 12克	黄　芪 15克	茯　神 10克
白　术 10克	枳　实 5克	白附片 10克	杏桃仁 各10克
威灵仙 15克	玉　竹 10克	鸡血藤 10克	7付

另洗方：

当　归 10克	桂　枝 10克	红　花 10克	伸筋草 15克
木　瓜 10克	蚕　砂 10克	秦　艽 10克	乳　香 10克
没　药 10克			

水煎取汁。加陈酒少许热洗之。

按：方中天麻、川芎、菊花均入目络，生地、丹皮、当归凉血活血下瘀，当归与黄芪为补血汤，针对其体质虚弱而施；茯神、白术、枳实，健脾而化痰积；白附子为祛风痰主药，与玉竹同用，能减少其燥，况玉竹滋润，可祛内外之风；加入杏仁、桃仁能祛瘀润肠，杏仁治气，桃仁治血，使内脏血瘀得以下行；再入威灵仙、鸡血藤，活血祛瘀在其中。

洗方直接针对经脉不遂，使脉络通利，改善其行动障碍。此洗方药品性热伤阴，外用则无此流弊，此外用药特点，以补内用药不足。

郁 证 案

郁证案一

姜某，女，40岁。初诊：1997年7月14日。

患者前一阶段在某医处治疗，曾用香燥理气之剂治疗肝气上逆。来诊时神情若呆，面色晦滞，头脑胀痛，尤以巅顶百会穴处为甚，内烦不静，五心烦热，口渴干燥，足心热，足跟痛，夜梦纷纭，舌苔中间呈剥象，脉小弦。患者因在托儿所工作，部分儿童顽皮好动，必须加以管教，招致个别家长无端指责，而心理恐惧。情志不遂波及内脏，致五脏化火，而见上述诸症。证属肝木乘动，逆犯窍络，风阳入巅。法依平肝息风，益阴滋阳，以消息之。

天 麻 10克	石决明 30克	珍珠母 30克	桑 叶 10克
菊 花 10克	羚羊角 0.6克	竹 叶 10克	连翘心 10克
麦 冬 10克	太子参 30克	何首乌 10克	生 地 10克
绿梅花 10克	香 橼 10克	佛 手 10克	钩 藤 12克
7付			

后患者又诊4次，均依前法加减用药治之。

按：选用平肝息风之药，如羚羊角、石决明、天麻、珍珠母、桑菊，以清巅顶之阳；生地、何首乌、太子参、麦冬益阴潜阳，并用竹叶、连翘心等益阴之品清心，用绿梅花、香橼、佛手等疏肝理气之品，无耗伤气血津液之弊。

二诊，患者头脑烘热、胸中懊侬、心烦而躁均有改善，原方加用丹参12克、泽兰10克、川芎10克，养血而祛瘀，使其升清而降浊，复加豆豉与山栀，乃栀子豆豉汤，此不用于外感而用于内烦，使胸中懊侬消失，而心不烦、神不躁。因栀子豆豉汤为除烦要方，今借用之。去清热之竹叶与连翘心，而改用瓜蒌、贝母，以消气痰而利气机；并入石斛、知母，养（胃）阴而清（胃）热（有口渴症状）；去清热安神之钩藤，而加龙齿、磁石重镇心神。

三诊之药除平肝息风外，均采用芳香清暑之品，故用佩兰、豆蔻、谷麦芽、荷叶，以清暑而养胃气，太子参、麦冬清暑而益气。

四诊时，患者头目之疾已清，心怀不悒，胸闷纳呆，舌感灼热，月事超前，每在经期前后劳累烦恼不堪。此类症状与初诊时懊恼心烦多有直接关系，且患者原有神经衰弱史，再则妇女以肝为先天，体用失调，乃至奇经百脉不荣，肝木不得疏泄，血不养肝。治宜减少平肝息风之品，天麻、菊花、杭芍、当归、生地，柔养其肝而清其阳，加用茯苓、白术、枳壳、绿梅花、佛手、郁金，健脾疏肝，肝脾同法，但仍用龙齿、磁石，以不失镇神之效。

再诊，患者月经逢期未行，故在上方中加以进出，原有之药不再论述，而以茺蔚子、玫瑰花、月月红、刘寄奴利气而行经，加入茯神、柏枣仁、党参、白术，使之归脾；并用菟丝子一味加强肾之伎巧。7剂后月经转行，精神、情绪悉见显著好转。

郁证案二

龚某，女，35岁。初诊：1985年3月11日。

患者头脑眩晕，肌肉跳动，心悸恍惚，戚戚善悲，夜寐欠安，苔薄腻，脉濡。证属气血亏虚，心脾不足，心神失养。拟调益心脾，辅以散剂缓治，以收其功。

天　麻 6克	琥珀屑 6克	玳瑁片 6克	砂　仁 9克
煅代赭石 12克	龙　骨 12克	丹　参 12克	远　志 9克
石菖蒲 9克	当　归 12克	白　芍 12克	川　芎 9克
枸杞子 9克	鹿角片 9克	党　参 15克	白　术 12克
枳　壳 9克	郁　金 9克	青　皮 9克	肉豆蔻 9克
玫瑰花 9克	山楂肉 12克		

上药10付，共研细末，每日早晚各一匙。

二诊：1985年4月12日。

患者之母代诉，服药后，病者神志渐宁，夜寐安睡，仍有惊惕肉瞤，多猜虑。拟原方续进，望情怀乐观，注意调养，以图嗣效。

按：本证属心脾两虚型郁证。由于患者思虑太过，所愿不遂，心脾受伤。思则气结，心气受抑，脾气不发，则痰气郁结，上扰清窍，以致蒙蔽心神，神志逆乱。日久则心血内耗，脾失化源，心脾两虚，血不荣心，神明失养。治以健脾养心，调畅气机。药用琥珀定志丸加天麻、玳瑁、代赭石、龙骨、丹参，重镇安神，化痰开窍，为主药；当归、白芍、川芎、党参、白术、枸杞子配伍鹿角片，大补气血，调益心脾；枳壳、郁金、青皮、玫瑰花，调畅气血，取其"气血流通即是补"之义；肉豆蔻、山楂肉，健脾开胃消食。本案用药病、证并重，以重镇降逆、安神开窍之品止眩、止悸，以健脾养心、行气开胃之品大补气血，以养心安神，使逆气降、心神安，则郁证消矣。

心 悸 案

心悸案一

魏某，男，54岁。初诊：1985年10月14日。

患者患"风心病"，曾于1972年做过手术，今心悸恍惚怔忡时作。经医院检查示脂蛋白、胆固醇均高于正常指标。脉象沉细，舌苔薄润，面容少华，鬓发斑白，衰老之象笃见。证属心肾不足，心气失调，营卫亏虚。拟调营展胸，予以散剂缓缓图功。

桂　枝 9克	瓜蒌皮 9克	郁　金 9克	丹　参 12克
荜　茇 9克	锁　阳 9克	龟　甲 12克	鹿角片 9克
党　参 12克	山楂片 15克	赤白芍 各9克	焦山栀 15克
昆海藻 各9克	肥玉竹 12克	生甘草 9克	

上药5付，共研为末，每日早晚各一匙，用开水送服。

按：此心悸怔忡之证，由心神失养、心阳不展、心气不畅所致，加之痰浊阻于血脉，故心悸恍惚、面容少华。《丹溪心法·惊悸怔忡》认为，心悸当"责之痰与虚"，"惊悸者血虚……怔忡无时，血少者多，有思虑便动属虚，时作时止者，痰因火动"。本案所载与丹溪的论述相合。药用桂枝、鹿角片、锁阳，补肾阳，益心阳；用龟甲以取阳中求阴之意；瓜蒌皮、广郁金、荜茇，宽胸理气；丹参、赤白芍、玉竹，补气养阴活血；山楂片、昆海藻、焦山栀，化痰浊，畅血脉。用药完备，务使肾元充、心阳展、痰浊祛，则惊悸自止。

心悸案二（心肾不交）

陈某，女，30岁。初诊：1997年7月18日。

患者头晕，口渴，心烦，梦多少寐，月经正常，咳嗽便溏，清晨2次，苔薄腻，脉濡小。证属心肾不交，神不安守，脾营失养，消运少权。治以交心肾，和脾营。

生 地 10克	制何首乌 10克	远 志 5克	茯 神 10克
柏枣仁 各10克	煨木香 5克	砂仁壳 5克	桔 梗 10克
米炒南北沙参 各10克	款冬花 10克	枇杷叶 15克	荷 蒂 5枚
益智仁 10克	肉豆蔻 10克	马齿苋 10克	炮 姜 10克
炒麦芽 10克	7付		

二诊：1997年7月25日。

患者大便已正常，咽喉疼痛，略咳，睡眠略改善，头晕，耳鸣，心烦，皮肤瘙痒，口疮。

生 地 10克	丹 皮 10克	赤 芍 10克	茯 苓 10克
芡 实 15克	北沙参 15克	百 合 12克	款冬花 10克
桔 梗 10克	甘 草 10克	太子参 30克	麦 冬 10克
砂仁壳 各5克	柏枣仁 各10克	怀山药 15克	石 斛 15克
荷 叶 2方	7付		

当饮料服药。

凉血分药都会致泻，茯苓、芡实合用使不致泻。医嘱：笋、海腥不能吃。

另外洗方：

白鲜皮 10克	地肤子 10克	薄 荷 5克	苦参片 10克
黄 柏 10克	龙胆草 10克	玉 竹 10克	五爪龙 10克
5付			

另：土茯苓30克，六一散（包）30克，竹叶10克，西洋参5克。代茶饮。

三诊： 1997年8月15日。

患者胸闷，头晕，咳嗽，喉痛，身肤瘙痒起疹，苔薄，脉小数。证属暑风湿热相交，肺气不清，气机失展。治宜祛暑清湿而利气机。

青 蒿 10克	薄荷（后入）5克	菊 花 10克	栀 子 10克
牛蒡子 10克	豆 卷 10克	桔 梗 10克	夏枯草 15克
太子参 30克	百 合 15克	麦 冬 10克	益元散（包）15克
杏 仁 10克	肉豆蔻 5克	薏苡仁 30克	5付

头煎20分钟，二煎稍多煎些时间。

四诊： 1997年8月22日。

患者胸闷已瘥，瘙痒减轻，尚有痰咳少许，苔薄脉数。再守原法。

青 蒿 10克	鸡苏散（包）15克	桑 菊 各10克	银 翘 各15克
栀 子 10克	知 母 10克	竹 茹 5克	枳 壳 5克
桔 梗 5克	瓜蒌皮 10克	贝 母 10克	太子参 30克
地肤子 10克	牛蒡子 10克	百 合 10克	谷麦芽 各15克
荷 叶 2方	7付		

另：甘露消毒丹3瓶，一天服用2次，每次9克。

按： 生地入心，何首乌入肾，远志交通心肾。入茯神、远志、木香、柏枣仁，乃归脾汤中加入安神寤寐之睡剂与调心神开胸襟之品。治咳选南北沙参，用米炒，使滋润之滑性减弱。因滋润性质的药物有致泻的副作用，经过米炒制则养脾而无腹泻之弊。入桔梗既宣开肺气，又能升提，助沙参治肺。再入款冬花，温润止咳。结合益智仁、肉果，治天明五更泻，是四神丸的组成部分。砂仁合木香，养胃醒脾。又取马齿苋，清肠消炎。麦芽、荷蒂，外清化浊。所采用药物全面而互相合拍。运用滋腻补药时，配用药性升清和醒脾暖中之药，则无阻碍脾胃之弊。

再诊时，大便已转正常，而咽喉疼痛及皮肤瘙痒为突出症状，头晕之症仍存在。配以丹皮、生地，又以怀山药配芡实健脾，主旨凉血滋阴，健脾调中。实质上六味即在其中。并以太子参、麦冬、石斛，养气阴而益胃津。以治各类因虚而致的证候，使之改善。

另以洗方水煎，外洗，其中薄荷凉爽，玉竹润燥。诸药清皮肤，解热毒。

另以土茯苓、六一散、竹叶、西洋参，水煎代茶，可和中利水解毒。竹叶清心泄热，西洋参滋阴降火。合而用之，使养阴不碍湿浊，化湿毒不伤阴分。

三诊，时值暑令，暑风湿热相交，上焦气机不展，故拟祛暑清湿而利气机之法，以青蒿、菊花、薄荷、山栀、清水豆卷，清暑热，明头目，以除晕而解胸闷。牛蒡子、杏仁、百合、桔梗，益肺化痰止咳。益元散（六一散加辰砂）益气元，清利解毒。合杏仁、薏苡仁、肉豆蔻，宣利三焦，使气机展畅通利。加太子参、麦冬，益气阴而调心肺。

四诊，诸恙均减，以青蒿、桑叶、菊花、金银花、山栀清暑解热；枳壳、竹茹温胆；桔梗、枳壳宣畅气机，开利中焦；瓜蒌皮、知母、贝母、牛蒡子、百合，清肺养肺，化痰止咳；太子参益气，地肤子泄热解毒，以治皮肤疾患。谷芽、麦芽、荷叶清升胃气。暑令季节，感暑必夹湿，暑必伤气，必在清暑热之药中配化湿之品，少佐甘露消毒丹，再益气阴稍许，以不伤元气，保证生理功能与代谢正常。

胃脘痛案

胃脘痛案一

朱某，男，28岁。初诊：1985年2月18日。

患者苔薄腻，脉濡滑，形体消瘦，面色不泽，胃痛缠绵时发，平素常感脘腹胀满，纳呆少食，精神萎靡不振。近投调中助运之剂，食欲渐佳，神色亦有润转。辨证：胃痛宿疾，饮食、情志互伤脾胃，中焦气机升降无权，脾胃失和。今治踵步前韵，兼佐益气扶正之品。还望饮食、情志自调，庶获疗效。

川楝子 12克	延胡索 12克	白　芍 15克	炙甘草 9克
枳　壳 9克	制苍术 12克	白豆蔻 9克	甘　松 9克
浙贝母 9克	乌贼骨 12克	党　参 12克	黄　芪 12克
丹　参 12克	三　七 5克		

上药5付，研细末，每次一匙，饭前一个半小时服药，含嚼后，用温开水冲服。

按：胃痛宿疾，由于饮食不节、情志不畅，戕害脾胃，中焦脾胃运化无权，湿浊内阻气机而致。此前的治疗，通过调中助运之法使脾气得以运化，胃纳转佳。此方以金铃子散、芍药甘草汤、乌贝散合用加味，金铃子散疏肝理气、泄肝之热，芍药甘草汤缓急止痛，乌贝散制酸止痛，三方合用，专治胃痛顽疾。白豆蔻、甘松，调畅中焦气机、健脾化湿开胃，苍术、枳壳理气燥湿，四药合用，使中焦气机宣畅，湿浊得化，胃纳转佳。甘松善开脾郁、行胃气，为醒脾开胃之要药，治思虑伤脾、气机郁滞之纳呆腹胀、倦怠气短等证，常与白豆蔻同用。《本草纲目》云："甘松，芳香能开脾郁，少加入脾胃药中，甚醒脾气。"久病胃痛，正气耗损，所以方中佐入党参、黄芪，补益中气。再者，久病多瘀，给予丹参、三七活血化瘀。援以散剂服用治胃疾，殊为方师治胃之特色。

胃脘痛案二

苏某，男，41岁，教师。初诊：1985年4月4日。

脾胃者仓廪之官，为后天之本，生化之源。步入中年，随着年龄的增长脾胃往往虚馁，本源不足，无以资生气营，无以灌溉百脉。刻诊见胃脘胀痛，进食则适，记忆力减退，肢困倦怠。患者四十当令，肾气随衰，肾又为胃之关，故由脾胃着手，兼补肾之不足。

川楝子 12克	延胡索 9克	白　芍 12克	甘　草 9克
肉苁蓉 9克	锁　阳 12克	枸杞子 9克	党　参 12克
刺猬皮 9克	白　术 12克	枳　壳 9克	青　皮 9克
木　香 9克	乌贼骨 12克	浙贝母 12克	制大黄 9克
肉豆蔻 9克	黄　芪 12克		

上方5付，共研细末，每日早晚各一匙，含化后嚼下。

按：《古方选注》云："金铃子散，一泄气分之热，一行血分之滞。"患者系一名教师，语多而耗气伤津，气虚而滞，故肢体倦怠，胃痛绵绵，进食则适。方以党参、黄芪、白术、甘草补之，固后天之本，以滋化源。胃气不通则痛，久则痰瘀易结，方用乌贝散以抑酸止痛，化痰散结。刺猬皮入胃、肾两经，用于胃脘疼痛，又可补肾固精。肾为胃之关，即所谓治胃可从补肾入手，方中以肉苁蓉、锁阳、枸杞子，益肾之阴阳，入枳壳、青皮、木香、肉豆蔻以行气化浊，使补而不滞，滋而不腻，务在根治病邪为要。

胃脘痛案三

朱某，男，32岁，工人。初诊：1985年4月7日。

患者胃脘当胸作痛已有一载，经X线检查，诊为十二指肠球部溃疡。患者脘腹经常不适，日前感胃中嘈杂及泛吐酸水，苔薄，脉小弦。证属脾胃气滞，传导失职，木贼乘脾。治宜健脾缓中。

川楝子 9克	延胡索 9克	白　芍 12克	甘　草 9克
黄　芪 12克	党　参 12克	郁　金 12克	枳　壳 6克
砂蔻仁 4克	甘　松 9克	乌贼骨 12克	浙贝母 9克
制大黄 9克	高良姜 9克		

上药5付，研细末拌匀，每日早晚各一匙，用温开水冲服。

按：患者胃痛绵绵，泛酸易饥，乃肝木乘脾之证，拟金铃子散行气和血，调和肝脾；乌贝散之乌贼骨味甘涩咸，性微温，入肝胃经，收敛制酸，止痛止血，保护胃肠黏膜；浙贝母味苦性凉，归肺胃经，具有清热散结、软坚化痰之功。因此，两药合用，能根治胃酸过多和胃及十二指肠溃疡。大黄、高良姜，一清一温，一涩一泻，调理胃肠，取其推陈出新之义，促进胃肠黏膜修复。

☙ 胃脘痛四

孙某，女，40岁，教师。初诊：1985年12月11日。

患者因上消化道出血于1985年2月中旬在沪南医院住院治疗。据诉病程中伴幽门梗阻，呕吐频繁。经胃片X线检查示：十二指肠球部溃疡。患者出院后食欲一蹶不振，有厌食感，得食胃中不适。清晨临圊，腹有鸣状，便质清溏，苔薄润，脉细。脾胃同病，升降失司。治拟和胃调脾，投散剂缓图功效。

川楝子 12克	延胡索 9克	乌贼骨 12克	浙贝母 9克
杭白芍 12克	甘　草 9克	青　皮 9克	刺猬皮 12克
党　参 12克	黄　芪 12克	全当归 12克	砂　仁 4.5克
荜　茇 9克	肉豆蔻 12克	益智仁 12克	瓦楞子 18克

上药5付，共研细沫，每日早晚各一匙，含化后咽下。

按：本案患者因十二指肠球部溃疡致使上消化道出血，呕吐频繁，胃气受伤，脾胃受纳腐熟水谷功能严重受损，故食欲不振，得食后胃中不适。久病气血不足，阳气受损，脾肾阳虚，下元不固，故清晨肠鸣腹泻。药用金铃子散、芍药甘草汤理气缓急止痛，乌贝散、瓦楞子制酸止痛，有助于十二指肠球部溃疡愈合。党参、黄芪、当归健脾益气养血。砂仁、荜茇、肉豆蔻、益智仁温脾开胃，止呕止泻，使胃纳增、脾运健。因患者幽门梗阻，故投散剂缓缓图功。荜茇、益智仁温中散寒，健脾止呕，用于胃寒呕吐、泄泻。《本草经疏》言："肉豆蔻，味辛，能散能消，气温能和中通畅，其气芬芳，香气先入脾，脾主消化，温和而辛香，故开胃，胃喜暖故也。乃理脾开胃、消宿食、止泄泻之要药。"脾胃调和，诸症自愈。

胃脘痛案五

黄某，男，54岁，教师。初诊：1985年4月12日。

患者胃痛缠绵，时轻时重，已有5年之久。经胃镜检查，诊断为浅表性胃炎，食道、胃窦部、十二指肠溃疡。患者精神紧张，面色潮红，中脘胀痛不适，纳呆少食，常烦躁不安，夜间失眠。自1984年10月来院治疗以来，上述症状均有不同程度减轻，但食道及胃脘和剑突部始终有烧灼之感，面色仍潮红，苔薄，脉象弦数。患者伤于思虑，气郁不达化热，心肝失调。治拟疏肝和胃法，以蜜丸缓缓调之。

党　参 60克	黄　芪 60克	白　术 60克	黄　连 30克
陈　皮 60克	法半夏 45克	茯　苓 60克	泽　泻 45克
防　风 30克	白　芍 60克	甘　草 30克	焦山栀 45克
石　斛 45克	珠儿参 45克	九香虫 30克	刺猬皮 30克
川楝子 45克	延胡索 45克	乌贼骨 45克	川贝母 45克
枳　壳 45克	生熟军 各30克		

上药共研细末，加入冰片0.6克，研匀，加炼蜜500克，和合为丸，每丸重10克，每日早晚各一丸，用温开水送服。

按：上方以升阳益胃汤为主，加之乌贝散和金铃子散，和胃制酸，行气升阳。其不同是方中又加入石斛、珠儿参、焦山栀等益阴清热之品，以取阴中求阳、阳中求阴之意，使阴阳互长。患者胃痛绵绵，历时已久，是证良由情志不悦，劳倦所伤，木火犯上，土壅不达，胃失润降，脉络失和。方中刺猬皮性苦、甘，味平，有行瘀止痛、止血、固精之功，用治胃脘疼痛。生熟军活血通腑而泄热。九香虫味咸性温，归肝、脾、肾经，具有理气止痛、温中助阳之功，用于胃寒胀痛、肝胃气痛、肾虚腰膝酸痛等。今治拟采用升阳益胃法，投行气疏肝、活血止痛、和胃抑酸之品，阴阳共进，胃肾同调，更作丸散，缓图功效。病者饮食情志畅调，以佐药效，共奏良效。

胃脘痛案六

蓝某，男，30岁。初诊：1998年2月6日。

患者饥饿时胃脘痛，1997年6月胃镜示浅表性胃炎，饮食无规律，因销售工作应酬多，白酒时饮一二斤，进甜食则轻度泛酸，若晨间食油腻物则泄泻，苔薄，脉濡。治宜和中化浊。

藿 佩 各15克	紫 苏 10克	香 附 10克	瓦楞子 30克
川楝子 10克	葛 花 10克	茯 神 10克	白 术 10克
扁豆衣 10克	谷麦芽 各15克	延 胡 10克	焦楂曲 各10克
党 参 10克	砂仁壳 各5克	荷 蒂 5枚	7付

二诊：1998年2月13日。

患者胃脘部渐和，纳谷馨，饥饿时稍有胃脘胀感，夜寐多梦，舌薄，脉濡。治宜和胃解醇。

藿 佩 各10克	葛 花 15克	茯 神 10克	合欢花皮 各0克
石 斛 15克	砂豆蔻 各3克	木 香 10克	枳 壳 5克
川楝子 10克	枸杞子 10克	远 志 10克	钩 藤 10克
北沙参 15克	白 术 10克	柏枣仁 各10克	青 皮 10克
佛 手 10克	7付		

三诊：1998年2月20日。

患者胃脘腹胀见减，夜梦纷纭，大便尚未全实。治以原法配伍益气调神之品。

藿 佩 各10克	青陈皮 各5克	砂仁壳 各5克	焦山楂 10克
焦六曲 10克	扁豆衣 10克	葛 根 10克	桔 梗 10克
甘 草 10克	茯 苓 10克	白 术 10克	泽 泻 10克
肉豆蔻 10克	炙鸡内金 10克	龙 骨 30克	远 志 10克
石菖蒲 10克	党 参 15克	7付	

四诊：1998年3月13日。

患者大便已实，口咽溃疡好发，齿痛，梦多易醒。再以清胃热实脾法。患者自觉2月13日方剂最好。

珠儿参 12克	太子参 30克	北沙参 10克	党 参 15克
柏枣仁 各10克	扁豆衣 10克	白 术 10克	甘 草 10克
玉 竹 15克	石 膏 30克	石 斛 10克	川楝子 10克
山 药 10克	芡 实 15克	香 橼 10克	绿梅花 10克
佛 手 10克	7付		

五诊：1998年4月3日。

患者胃脘痞胀渐减，纳馨，大便软薄日一次，舌薄，脉濡。治以健脾胃，理气滞。

党 参 15克	白 术 10克	茯 苓 10克	甘 草 10克
木 香 5克	枳 壳 5克	郁 金 10克	扁豆衣 10克
砂仁壳 各5克	楂 曲 各10克	山 药 10克	泽 泻 10克
巴戟天 15克	芡 实 15克	荷 叶 2方	14付

另粉剂：

川楝子 50克	延 胡 30克	白 芍 30克	甘 草 15克
木 香 15克	砂豆蔻 各15克	白 术 60克	藿 佩 各25克
乌贼骨 50克	浙贝母 30克	黄 芪 60克	党 参 60克

共研细末，每次一小匙，用开水或米汤服下，若大便干燥可用蜜糖水服。

按：患者食饮无常，尤多应酬，暴饮暴食伤脾胃。临床症状出现进甜食则泛酸，纳腻物则泄泻，脾胃中宫失调无疑。选芳香化浊之藿香止呃，紫苏止泻，川楝子、延胡、香附疏肝止痛，尤以瓦楞子一味重用，则有消结制酸、软坚清溃的效能。葛花以解酒毒，与砂仁同用，更为醒酒之用。以党参、茯苓、白术、扁豆衣（参苓白术），配伍谷芽、麦芽、山楂、六曲、荷蒂，消补兼顾，为治脾胃之本。

二诊，胃肠和，纳谷馨香，饥饿时胃脘作胀。去香附、紫苏之温，改佩兰、木香，芳香宽肠以利气机；合茯神、柏枣仁、远志更能安神，宁胆入睡。尤以北沙参、枸杞子（合川楝子为一贯煎）、枳壳（合白术为枳术丸），并以青皮、佛手调肝胃之气。又入合欢皮、石斛开郁养中，是为理气不伤阴，益阴而不滞气。

三诊，药随证变，选用葛根、桔梗升提，在益气基础上加强升举之力，使气不下陷，大便调畅。入肉豆蔻、鸡内金暖肚消食，有清除余积之用。加入龙骨、石菖蒲、远志宁窍安神，夜寐酣好。

诊四，患者口咽溃疡好发。以大剂药物清气分之浊，养气分之津，而选用珠儿参、太子参、北沙参、党参，其中珠儿参有清气、生津、泻火之效（珠儿参又名水三七。在实践中，方氏认为该药有西洋参之养阴之功，且泻火胜于西洋参）。用玉竹、石膏、石斛，加强清气、益津、化浊之效。并入川楝子苦泄理气。香橼、绿梅花、佛手理气不伤正，为方氏常用药味。又妙在党参、白术、茯苓、甘草、扁豆衣益气健脾，更入芡实、怀山药益增其效，应用于需养阴泻火及有肠泄之疾的患者治疗中，止其流弊。

诊五，患者胃疾痞胀缓减，纳馨，大便软薄，日行一次。再以香砂四君子汤加扁豆衣、山药、芡实以健脾；荷叶、枳壳、楂曲消积；巴戟天强壮；泽泻助分利。诸药益气健脾，和胃整肠，冀期收效。

另备粉剂以代汤药：

川楝子、延胡——取金铃子散之意，散理气止痛。

杭芍、甘草——解痉挛而止痛。

马贼骨、浙贝母——取乌贝散之意，止酸敛溃疡，有修补作用。

木香、砂豆蔻、白术、藿香、佩兰、香砂、枳壳、白术加减，以健脾和胃利气机。

黄芪、党参——参芪粉，益气治本。

古代医用丸散缓治疾病，今医已少此技能，粉剂可以弥补服汤药之不便。

胁 痛 案

🌿 胁痛案一（胆结石术后肝脾不调）

林某，女，68岁。初诊：1997年10月10日。

患者患胆囊炎、胆结石，于两个月前手术，刻诊见食后脘腹闷胀、嗳气、太息则舒，汗出衾衣，苔薄，脉濡数。证属肝胃气滞，木失条达，土运不振。治以疏肝清胆、利气实脾之法。

川楝子 10克	延胡索 10克	栀 子 10克	丹 皮 10克
瓦楞子 30克	龙牡（先煎）各30克	佩 兰 10克	肉豆蔻（后入）5克
茯 神 10克	木 香 5克	柏枣仁 各10克	白 术 10克
白 芍 10克	竹 叶 15克	知 母 10克	太子参 30克
谷麦芽 各10克	7付		

二诊：1997年10月17日。

治以疏肝利胆而利气实脾法后，患者有腹泻现象，日达十余次，大便呈青紫色，良由胆汁影响，肠失传导所致。吐酸减少，仍有作嗳，纳谷不馨。拟痛泻要方及调肝脾之剂。

柴 胡 10克	藿苏梗 各10克	防风炭 10克	白 芍 10克
山 药 10克	芡 实 15克	米炒党参 10克	白 术 10克
茯 苓 10克	清炙草 各5克	砂 仁 5克	龙牡（先煎）各30克
煅瓦楞子 30克	乌 梅 2枚	绿 茶 3克	7付

三诊：1997年10月24日。

腹泻已止，服剂后嗳气及汗出显减，纳差，无腹痛，失眠。证属胆囊手术后胆胃不和。治以原法出入。

柴 胡 10克	藿 香 10克	苏 叶 10克	香 附 10克
茯 神 10克	瓦楞子 30克	龙牡（先煎）各30克	防风炭 5克
白芍术 各10克	党 参 15克	砂 仁 3克	楂 曲 各10克
山 药 10克	芡 实 15克	甘 草 5克	淮小麦 10克
红 枣 10枚	灯心草 3束	7付	

按： 脘腹闷胀、嗳气、太息之症，责之肝胃，患者行胆囊结石术后气滞脾弱。选金铃子散利肝胃之气以止痛，与山栀同用，有疏肝利胆之功。丹皮凉血化瘀，以善术后。煅瓦楞子化痰止秽。茯神、木香、柏枣仁、白术、白芍，安抚心胆，使心神安、胆宁静；知母、竹叶清热消炎；佩兰、肉豆蔻香芳香开郁和胃；配伍麦芽，和养胃气；太子参扶持气阴，龙牡理在镇摄，使汗出自收，以保心液。

再诊，患者时有腹泻，日达10余次，大便呈青紫色，此乃胆汁有余，肠道失和所致。选用柴胡、白芍、防风、甘草（痛泻要方），以和胆气。煅瓦楞子、牡蛎、龙骨制酸调神。更用人参、白术、茯苓、山药、山茱萸益气健脾，使土运有制。配以砂仁、绿茶、乌梅、砂仁和中敛肠。痛泻要方利胆气，合四君子和脾，使胆囊术后胆气安和，土运振兴，腹泻得以药到病除。

三诊，续进香苏、六曲、柴胡、防风、白芍、藿香、砂仁疏和胆胃。人参、茯苓、白术、甘草、芡实益气健脾，合甘麦大枣，安抚心脾益神，以善其后。

胁痛案二（肝脾不调）

杨某，女，77岁。初诊：1998年1月9日。

患者胁肋隐痛，太息不得，胃中不和，纳谷不馨，口干苦，苔薄，脉濡小。证属肝胃气滞，木失条达，土运不振。治以疏肝理气，和胃健脾，助运为法。

柴　胡 10克	川楝子 10克	青　皮 10克	白　术 10克
枳　壳 5克	茯　神 15克	木　香 10克	远　志 10克
柏子仁 10克	酸枣仁 10克	紫　苏 10克	谷　芽 10克
麦　芽 10克	郁　金 10克	丹　参 10克	党　参 10克
鸡内金 10克	佛　手 10克	7付	

二诊：1998年1月16日。

胃中和，脘腹胁痛减，夜不安眠，小便量少。再调和肝胃而利气，进以柴胡加平胃散。

柴　胡 10克	川楝子 10克	青　皮 10克	白　术 10克
枳　壳 5克	茯　神 15克	木　香 10克	泽　泻 10克
柏子仁 10克	酸枣仁 10克	紫　苏 10克	桃　仁 10克
杏　仁 10克	半　夏 10克	车前子 15克	杜　仲 10克
佛　手 10克	7付		

按：胁肋为肝之分野，痛而太息不得，乃肝气郁结。口苦是肝胆病特征。且胃中不和，纳谷不馨，脾胃健运失权。治疗从肝胃着手。疏肝理气，不外乎柴胡、川楝子、青皮，助以紫苏、郁金疏导条达，使肝气疏泄。枳壳、白术健脾；木香、远志、柏枣仁、丹参、党参归脾，使脾胃生化有权，使气血资生。又配伍谷芽、麦芽、鸡内金、佛手芳香化浊。处方虽治肝脾，条达气机，实为化生气血。

二诊时，脘腹痛减，小便量少。配伍杜仲强腰束带而助肾气，配伍泽泻、车前子、杏仁、桃仁，以利膀胱气化而消蓄水与蓄血，以利溲便，庶使脏腑之气协调，诸症平息。

胁痛案三（少阳枢机不和）

陆某，女，72岁。初诊：1997年12月19日。

患者胁痛，时有咳嗽，形寒畏冷，四肢不和，目眩口干，苔薄腻，脉濡小滑。证属营卫不和，少阳枢机不利，痰浊弥漫，气机不展，肺胃不清。治拟调和营卫而清肺胃。

桂　枝 5克	柴　胡 10克	黄　芩 10克	半　夏 10克
陈　皮 5克	白　术 5克	枳　壳 5克	桔　梗 10克
牛蒡子 10克	白前胡 各10克	甘　草 10克	川楝子 10克
杏　仁 10克	瓜蒌皮 10克	枇杷叶 15克	7付

二诊：1997年12月26日。

患者口苦、胁痛已减，形寒，四肢不和，咳嗽未愈，舌薄腻，脉细濡。再以原法进治。

苏子梗 各10克	甜杏仁 10克	牛蒡子 10克	桔　梗 5克
紫　菀 10克	款冬花 10克	甘　草 5克	南北沙参 各10克
玉　竹 10克	白前胡 各10克	知　母 10克	黄　芩 10克
半　夏 10克	陈　皮 5克	白　术 10克	茯　神 10克　7付

三诊：1998年1月2日。

患者咳嗽显减，胃纳不馨，形寒，四肢不和，苔薄腻，脉濡。证属肺气失肃，胃生化无能。再以清肃肺气、和胃调营之法调治。

紫　菀 10克	款冬花 10克	半　夏 10克	橘皮络 各5克
白　前 10克	南北沙参 各10克	当　归 12克	白　芍 10克
白　术 10克	茯　神 10克	甘　草 5克	瓜蒌皮 10克
浙贝母 10克	苏　子 10克	谷麦芽 各15克	7付

按：目眩、口干、胁痛为少阳肝胆枢机不和证候。而营卫不和则形寒畏冷，四肢不温。咳嗽属外邪侵袭肺卫。肺胃不清，气机不展，痰浊弥漫，苔薄腻，脉濡小，法以小柴胡汤加减，药用柴胡、黄芩、半夏、陈皮。不用党参，因外邪初犯，正气未衰，故去之。用桂枝者，因邪未进内。见咳嗽选白前、前胡、牛蒡子、桔梗、甘草（甘桔汤），宣肺利咽止咳。枳术利中焦，有调济上中二焦之功。以枇杷叶

和胃肃肺止咳，庶使病邪清解不致内传。

再诊时，因症状消退和咳嗽未愈而更换药物较多，可见其营卫与枢机已调和。肺为邪恋，故用苏子梗、杏仁宣肺，紫菀、款冬花、白前、前胡为止嗽散之药。仍以甘草、桔梗、茯苓、白术、二陈，配伍知母清热，蒌贝化痰，南北沙参、玉竹清养肺金。诸药合用使肺气降，肺金润泽，不伤肺之本元。

三诊，用归芍调养血脉，谷芽和养胃气，以期康复。

泄 泻 案

泄泻案一

徐某，女，37岁。初诊：1985年10月28日。

患者于1985年4月出现便血，曾去某医院做结肠镜检查，见肠黏膜充血水肿，诊为慢性结肠炎。患者大便长期稀溏，伴有黏液，偶亦成条，腹痛不著，口腻不清，形体消瘦。经服汤剂治疗以来，目前大便已减至日行一次，粪便成条，黏液尚见。舌薄，脉濡细。患者病情日趋稳定，但脾胃虚衰，湿滞不化之象尚未尽调，须防覆辙之虞，不敢懈怠。再嗣原衷，予以健脾升清法。

党 参 12克	黄 芪 12克	柴 胡 6克	升 麻 6克
白 芍 12克	制苍术 12克	白扁豆 12克	砂仁壳 各3克
泽 泻 9克	煨草果 9克	防风炭 9克	百草霜 9克
益智仁 12克	荜 茇 6克	肉 桂 3克	黄 连 1.5克
玉 竹 12克	葛 根 12克		

上药5付，共研细末，每日早晚各一匙。

按：泄泻病位在肠，但关键病变脏腑在脾胃。脾虚湿盛是泄泻发生的关键病机。本案泄泻虽已缓解，但脾胃虚衰，湿滞不化之象尚未净，故用健脾祛湿升清之法以健脾胃，分清浊，祛湿邪。党参、黄芪健脾益气；柴胡、升麻、葛根升提清气；白扁豆、砂仁、益智仁健脾开胃；肉桂、草果、防风炭、荜茇辛温燥湿；佐入黄连、玉竹以防温燥太过。全方集健脾、升提、开胃、燥湿于一体，且以散剂长服，防病情反复。

泄泻案二

陈某，27岁。初诊：2004年6月19日。

患者怀孕70天，泄泻3天，伴腹痛，大便黏腻，无里急后重之感。大便常规提示：疑似菌痢。患者有IgA肾病史多年，血尿反复，尿常规示：红细胞（＋），蛋白（＋＋）。食纳尚可，苔薄，舌红，脉细数。治拟健脾止泻，益气安胎。

荆防炭 各5克	金银花炭 12克	黄芩炭 9克	马齿苋 9克
党　参 15克	荠菜花炭 9克	银柴胡 12克	蛇　莓 10克
白　术 10克	茯　苓 10克	杜仲炭 12克	桑寄生 10克
女贞子 10克	墨旱莲 30克	南瓜蒂 7枚	苎麻根 15克　7付

按：喻嘉言治痢有逆流挽舟之法，今用其法及药物。以炭煎治痢，一无解表发汗之弊，二使肠道摄纳有权。方中以白术、茯苓健脾化浊，马齿苋杀菌治痢，改善肠功能。因患者受孕2月余，故不用利小便药物，虞伤胎元（利小便可实大便），配伍杜仲、桑寄生强腰保胎，再入南瓜蒂、苎麻根，为民间安胎验方。故综合应用，使其里清胎安。一周后复诊症情好转。

消 渴 案

消渴案一

苏某，女，55岁。初诊：1997年7月25日。

患者有糖尿病，两目模糊，头重肢困，口气重浊，胸闷不畅，太息不得，脘腹痞满，不思饮食，筋惕肉瞤，小便淋涩不畅，有沉淀，苔腻，脉濡小滑。证属湿阻三焦，气机不展。治拟清利三焦之法。

苍白术 各10克	佩 兰 10克	枸杞子 12克	厚 朴 10克
生石膏 30克	栀 子 10克	丹 皮 10克	泽 泻 10克
白豆蔻 5克	生薏苡仁 15克	枳 实 5克	枳 壳 5克
桃仁泥 10克	密蒙花 12克	菊 花 10克	桃树胶 15克　7付

二诊：1997年8月1日。

患者症状基本同上，稍有味觉，小便见清，苔腻不化，脉细数。治以宣渗湿热通幽为法。

杏 仁 10克	厚 朴 10克	苍白术 各10克	白豆蔻 5克
薏苡仁 10克	薄 荷 5克	栀 子 10克	竹 叶 15克
金银花 15克	连 翘 15克	党 参 15克	枳 实 5克
枳 壳 5克	草 果 10克	大 黄 10克	羊蹄根 15克
佩 兰 10克	滑 石 15克	佛 手 10克	7付

三诊：1997年8月8日。

药后患者大便通畅而感全身舒适，胃纳增加，小便见清，苔腻渐松，脉濡小。再以原法进治。

杏 仁 10克	厚 朴 10克	苍白术 各10克	枳实壳 各5克
金银花 15克	白豆蔻 5克	草 果 10克	薏苡仁 30克
佩 兰 10克	党 参 15克	六一散（包）15克	谷 芽 15克
大 黄 10克	羊蹄根 15克	荷 叶 2方	佛 手 10克
桃树胶 15克	7付		

四诊：1997年8月15日。

患者头身重困渐减，面色不华，口渴不仁，胃脘痞满，大便日行，苔板腻，苔渐化薄，色带黄浊。尿检红细胞（++），白细胞满视野。血糖 9.8毫摩尔/升。证属湿热弥漫三焦。治拟分消走泄法。

栀 子 10克	豆 卷 10克	黄 芩 10克	半 夏 10克
青 皮 5克	陈 皮 5克	厚 朴 10克	杏 仁 10克
白豆蔻 5克	草 果 10克	郁 金 10克	苍白术 各10克
枳 实 5克	大 黄 10克	薏苡仁 30克	肉苁蓉 10克
滑石（包）15克	桃树胶 15克	7付	

五诊：1997年8月22日。

患者头晕明显减轻，食欲佳，大便2~3日一行，舌苔渐化，脉濡。治以承气合化湿通便之法。

苍白术 各10克	草 果 10克	白豆蔻 5克	佩 兰 10克
秦 皮 10克	竹 茹 5克	枳 实 5克	枳 壳 5克
厚 朴 10克	大 黄 10克	瓜蒌皮仁 各10克	浙贝母 10克
滑 石 12克	桑椹子 15克	肉苁蓉 10克	当 归 30克
薏苡仁 30克	桃树胶 15克	7付	

六诊：1997年8月28日。

服药后患者浑身发热，苔腻渐化，脉濡小，稍感头晕，进食口甘，喜热食，胃脘舒适，小溲清，腰酸，大便两日一行。再治宜清三焦湿热，理脾胃而调肾气。

杏　仁 10克	白豆蔻 5克	薏苡仁 30克	厚　朴 10克
茯　苓 10克	白　术 10克	泽　泻 10克	怀牛膝 10克
草　果 10克	知　母 10克	大　黄（后下）10克	
肉苁蓉 10克	桃　仁 10克	当　归 15克	桃树胶 15克　7付

七诊：1997年9月5日。

湿浊留恋，三焦水道被塞，不得清气与津液，用宣燥渗湿之法，舌苔厚腻渐化，脉濡缓；胃纳时馨时厌，胸不闷，大便间日一行。复检血糖示9.8毫摩尔/升。宗原法出入。

杏　仁 10克	红白豆蔻 各5克	薏苡仁 30克	佩　兰 15克
半　夏 10克	青　皮 5克	陈　皮 5克	茯　神 10克
苍白术 各10克	泽　泻 10克	竹　叶 15克	知　母 10克
生石膏 30克	太子参 30克	黄　芪 30克	木　香 5克
石　斛 15克	桃树胶 15克	枳　实 5克	枳　壳 5克
羊蹄根 15克	7付		

八诊：1997年9月19日。

患者苔腻，用化湿导痰剂后，苔腻渐化，但变化缓慢。配伍草果，苔腻化薄、较松，脉濡小。曾投以益气之药，食欲改观，精神得振，口气尚清。再以升阳益胃为法。

党　参 15克	白　术 10克	黄　芪 15克	半　夏 10克
陈　皮 5克	茯　苓 10克	泽　泻 10克	防　风 5克
柴　胡 10克	白　芍 10克	生　姜 10克	大　枣 4枚
白豆蔻 5克	薏苡仁 30克	蚕　茧 10只	7付

九诊：1997年9月26日。

患者口气重浊，呕恶作泛（吃柿子影响），血糖11.2毫摩尔/升，纳入尚可，面色㿠白少华，大便更行困难，苔黄腻而松，脉濡小。再治以和胃降浊、降糖之品。

煅代赭石30克	橘 皮5克	白 术10克	茯 苓10克
佩 兰15克	杏 仁10克	白豆蔻（后入）5克	薏苡仁30克
枳实壳各5克	黄 连10克	桃树胶15克	羊蹄根15克
泽 泻10克	厚 朴10克	知 母10克	茅芦根各10克 7付

十诊：1997年10月10日。

患者有糖尿病，脾土不振，少运生湿，湿郁于血分则营不清，营卫不和，精不敛而卫不固。症见苔腻浊（今化薄），苔腻渐清，口涩，口干而燥，小便迫急但尚未失控。治疗宜健脾运湿，清营调卫，益肾敛精缩泉。

苍白术各10克	佩 兰10克	杏 仁10克	厚 朴10克
茯 苓10克	泽 泻10克	薏苡仁15克	生熟大黄（后入）各5克
生 地10克	丹 皮10克	黄 芪10克	肉苁蓉12克
巴戟天15克	蚕 茧10只	桃树胶15克	14付

十一诊：1997年10月24日。

患者有糖尿病，土运不振，湿恋于内，营分亏损，气分不清，心烦而吐，恍恍然汗出，口气重浊渐减，胃中不和但能受纳，小便频繁渐减。治宜清气养营。

苍白术各10克	知 母10克	石 膏30克	竹 茹5克
女贞子15克	茯 苓10克	黄 芪15克	丹 皮10克
水牛角10克	赤 芍10克	生 地10克	山 药10克
肉苁蓉10克	巴戟天15克	龙 骨15克	磁 石15克
佩 兰10克	党 参30克	丹 参30克	7付

所有药水煎3次：分别煎一个半小时、一小时、一小时，取浓汁，三汁合在一起，浓缩到四分之一，过滤，加入木醇糖（糖尿病人专用糖），制成冻液，每日早晚各一匙，开水调服。

按：苏某自1997年7月25日至1997年10月24日，共11次问诊，系糖尿病患者。临床症状表现为两目模糊、头重肢困、筋惕肉瞤等糖尿病症状，还有口气重浊、胸闷不畅、太息不得、脘腹痞满、不思饮食、小便淋涩不畅、有沉淀等症状。其苔腻最为突出。证属湿阻，湿阻热遏三焦，气机不展。治以清利三焦之法，结合糖尿病与各脏器的关联，试以药物佩兰、厚朴、苍术、白术宣渗脾胃之湿，中焦为三焦之关键。加入石膏以清气分之热，为解渴主药。甘菊、山栀、丹皮，清上焦血热而利头目。枸杞子、蜜蒙花，保目养睛。白豆蔻、薏苡仁、泽泻、枳实、枳壳、桃仁，清湿浊而展气机，湿浊分走下焦，使大小便分路而清。桃树胶为治疗糖尿病的要药，有降糖而清血热之用，今配伍应用。

二诊，患者稍有口味，小便见清。随症应用渗湿清热通幽之法。薄荷辛凉醒神。去石膏，加竹叶、银翘，清气分之热。配伍党参益脾气，以助苍术、白术、川朴、佩兰宣渗。配伍杏仁，去桃仁，与白豆蔻、薏苡仁、滑石、佛手合三仁汤之意，以利三焦。恐湿胜难渗，故入草果独燥太阴之湿。并以羊蹄根（土大黄）、大黄通幽达畅，庶使药物分路进军以达药效。

三诊，患者症状有明显改善，大便通畅，小便见清，全身舒适，胃纳增加，舌苔腻渐松化，此五点明证药物收效。易谷芽、荷叶、六一散，芬芳清养胃气，防前药分利太过。

四诊，患者自行检验小便，白细胞满视野。血糖自认为比诊前好转，但觉胃脘痞满。选用豆卷与山栀解闷除烦。半夏、青皮、陈皮、茯苓、郁金，化湿导痰清热。肉苁蓉与党参合用，与大黄、枳实共奏通幽之用。薏苡仁、滑石消膀胱湿浊。

五诊，舌苔渐化，头晕明显减轻，食欲佳。用药有所出入，但其基本始终贯一。秦皮有清利肠热之用，也为眼科用药，今选而用之。瓜蒌、浙贝母，有蒌贝开郁理气之义。所用宣渗湿热之品有缓和、不伤阴、不助湿的优点。仍用枳实。厚朴与肉苁蓉、当归同用，以达通幽的目的。

六诊，患者苔腻渐化，胃脘舒适，口苦，喜热食。服上药后患者浑身发热，腰酸，大便二日一行，小溲清。浑身发热提示疾病发生转归。杏仁、白豆蔻、薏苡仁合厚朴宣利三焦。茯苓、白术、泽泻等渗湿健脾，合牛膝使湿借道从下焦泄。大黄、桃仁、肉苁蓉、当归，通幽达畅，使二便通利。草果合知母，古人罕用。遵时珍先贤：有知母独清阳明之热，草果独燥太阴之湿，从而湿热皆去，故合而用之。

七诊，胃纳时香时厌，复检血糖9.8毫摩尔/升，苔腻渐化。用药增删。汇合成方者，杏仁、白豆蔻、薏苡仁、佩兰、半夏、青皮、陈皮，配伍木香、黄芩、泽泻、白术、竹叶、石膏、知母。方及三仁汤、二陈汤、竹叶石膏汤、人参白虎汤，配伍石斛、太子参、黄芪。虑化湿之剂可伤脾胃之本，故用太子参以气阴双培，石斛生津养胃。

八诊，患者食欲好转，精神时振，参用升阳益胃扶正气之人参、白术、黄芪、半夏、陈皮、茯苓、柴胡，为柴胡汤，其意可明矣。白芍柔肝敛阴，以防柴胡劫肝阴。姜、枣调和诸药。防风去胃风。配伍蚕茧以利下元。

九诊，患者口气重浊，呕吐作，吃柿子影响血糖。对症用药，选代赭石和胃镇逆。黄连与厚朴为连朴饮。橘皮、竹茹、枳实、白术功在和胃止呕，健脾消食。

十诊，时令从长夏已入秋季，治宜宣渗三焦湿热之法，而偏重脏腑功能以收全功。佩兰、厚朴、杏仁、薏苡仁、白术、茯苓、泽泻，药理见前。生熟大黄加肉苁蓉，为通幽之法。生地、丹皮加生大黄，凉血热，清大肠。巴戟天配伍肉苁蓉、蚕茧，补肾益元培本。配伍桃树胶降糖。总而合之，以行标本通补之法。

十一诊，时值中秋，患者患糖尿病，土运不振，湿恋于内，营分亏损，气分不清，以致心烦而吐，恍恍然汗出。口气重浊渐减，胃中不和，但能受纳，小便频繁渐减。治宜清气养营。纵观苍术、白术、知母、石膏、竹茹、佩兰、党参七药，合苍术白虎汤、人参白虎汤、竹叶石膏汤之意清气分。古人治消渴有用兰之说，佩兰为理想用药，专走气分，禀天地轻清之气，凡胃中陈腐之物以及湿热蕴结于膈，皆能荡涤而使之宣散。生地、丹皮、水牛角、赤芍、地黄，凉营清血热。女贞子清养明目，以保目清。丹参一味，功同四物。肉苁蓉、巴戟天，培本益肾。怀山药敛精而健脾。龙齿、磁石镇肝养神，以宁浮越之火。先治标：清气宣渗湿热，泄利水道，含通之义，作为基础。再治本：培补脾肾功能，使机体代谢规律。此方以冻膏代替膏滋（木醇糖代替糖），饮服简便，携带方便，是有效之剂。从整个疗程来看，湿浊是病情胶痼不化的深层原因，各类化湿药治理三焦湿浊，与通幽之大黄、羊蹄根、肉苁蓉、党参直捣黄龙。枳实、枳壳助其通幽。用药设法切合病机而缓缓图功。

～ 消渴案二

陈某，男，78岁。初诊：1997年10月10日。

患者糖尿病发现于1984年，两目昏花，嗜睡，记忆力减退，口渴饮水，大便日行，夜尿2~3次，臀部皮肤糜烂一年未愈，苔薄，脉濡小数。辨证：气分不清，津液少布，肾精不敛，膀胱不约。治以清气益津，益肾敛精。

太子参 30克	麦 冬 10克	五味子 10克	石 膏 30克
知 母 10克	竹 叶 15克	生 地 10克	丹 皮 10克
泽 泻 10克	白 术 10克	茯 苓 10克	怀牛膝 10克
菟丝子 15克	巴戟天 15克	肉苁蓉 10克	龙骨（先煎）30克
黄 芩 10克	14付		

另外用药：

白鲜皮 10克	地肤子 10克	五爪龙 10克	苦 参 10克
紫 草 10克	黄 柏 10克	硼 砂 10克	龙胆草 10克　5付

外用，水煎洗局部。

二诊：1997年10月24日。

患者夜尿减少，夜尿一次，嗜睡打鼾。治疗宜益气养肾。

太子参 30克	黄 芪 30克	何首乌 10克	玉 竹 10克
石 膏 30克	知 母 10克	白 术 10克	生 地 10克
石菖蒲 10克	肉苁蓉 10克	巴戟天 15克	紫 草 10克
瓜蒌皮 10克	地肤子 10克	黄 柏 10克	菟丝子 10克
怀牛膝 10克	14付		

三诊：1997年11月14日。

糖尿病中医属消渴证，皮肤症状与糖尿病相关，而今湿疹渐除，口渴引水俱减，夜尿减至一次，眩晕嗜睡。再以原法治疗。

太子参 30克	黄 芪 30克	泽 泻 10克	白 术 10克
茯 苓 10克	何首乌 10克	地肤子 10克	白鲜皮 10克
卷 柏 10克	玉 竹 12克	生 地 30克	菟丝子 10克
肉苁蓉 10克	巴戟天 10克	荷 叶 2方	14付

按：糖尿病与皮肤疾患两者并存者很多。口渴引饮为胃之消渴；夜尿多，况且患者年高，记忆力减退，均为肾气不固。气津亏虚，选石膏、知母之白虎汤，配伍竹叶，对减退消渴症状灵验非凡。名家对糖尿病均治以白虎汤，确有见地。但热盛必伤气津，故用生脉散（人参、麦冬、五味子），每有其效。生地、丹皮、泽泻滋阴清热，生地、丹皮均走血分，黄芩配伍牛膝使热出下窍。白术、菟丝子、肉苁蓉、巴戟天，益肾强壮，以培补下元。龙骨敛精气。此为清上实下法，是糖尿病治法之一。

外用方：白鲜皮、地肤子、五爪龙、苦参、紫草、黄柏、龙胆草、硼砂。治疗皮肤燥痒，清治疮疡，有清热凉营解毒作用，是治疗皮肤疾患的常用选方。

二诊，配伍黄芪补气，使皮肤致密，补气益肤；何首乌滋阴降血脂；紫草清血热而解血毒；瓜蒌皮清肺，石菖蒲通窍，两者合用以减除打鼾。

三诊，加卷柏（九死还魂草）凉血解毒，强阴益精。白鲜皮、地肤子治湿热，清皮肤之毒。荷叶清气和胃以调和诸药。糖尿病并发皮肤病，其皮肤疾患不易图治。民间老烂脚久治不愈，乃糖尿病日夜浸润也，此案皮肤糜烂得以清除确是诊治一得，内外合治之法或可效仿。

癫 痫 案

王某，女，30岁。初诊：1997年12月12日。

1995年6月4日，患者脑电图示：界限性脑电图。患者患痫疾10余年。今晨受寒手抖，失眠，苔薄，脉弦。辨证：风痰入巅，神浮越不守，营卫不和所致。治拟祛风痰，和营卫，镇神逆。

天　麻 10克	钩　藤 10克	珍珠母 30克	地　龙 10克
生铁落 10克	茯　神 10克	合欢皮 10克	太子参 15克
何首乌 10克	栀　子 10克	桂　枝 10克	柴　胡 10克
白　芍 10克	甘　草 10克	龙　骨 30克	龙　齿 30克　7付

按：癫属阳，痫属阴。癫多狂；痫发时则昏不知人，猝然昏仆，甚则瘛疭抽搐，两目上视，呕吐痰涎。故痫疾以昏晕、呕吐、抽搐为三大症状。醒后又发，有数日一发、一日数发不等。须视症状轻重、发作间隔确定病情。本方选用桂枝、柴胡、白芍、甘草，调少阳枢机而和营卫，尤以桂枝、白芍能和营。柴胡、龙齿、龙骨镇惊安神。天麻、钩藤、珍珠母，清巅而祛风痰。地龙走经脉、定搐搦。加生铁落，定惊而养血络。茯神、合欢皮、栀子，解郁、定神、清火。太子参益气。何首乌养阴，有益于增强体元，有利于制止痫疾发作。

二诊：1997年 12月19日。

患者癫痫近日在夜间发作，抽搐，眩晕，记忆力弱，心悸，恐惧，两手颤动。依原法进治。

天　麻 10克	钩　藤 10克	白　芍 10克	甘　草 10克
川　芎 10克	菊　花 10克	磁　石 30克	龙　齿 30克
茯　神 10克	柏子仁 10克	酸枣仁 10克	木　香 10克
远　志 10克	淫羊藿 10克	功劳叶 10克	仙鹤草 10克　14付

按：二诊续以天麻、钩藤、杭芍、甘草，通脉清巅而祛风痰，以清养头目。用川芎、菊花、磁石、龙齿以镇神定痫。茯神、木香、柏枣仁、远志，安神，归脾，宁胆。以仙鹤草补血，功劳叶补气，淫羊藿调精，以调摄精气血，乃标本同治，以资疗效。

三诊：1998年1月16日。

患者痫病未发，四肢肤色发青紫，口角热疮及阴部湿疹。今拟并治。

菊　花 10克	紫花地丁 15克	金银花 15克	连　翘 15克
土茯苓 30克	白　术 10克	泽　泻 10克	当　归 10克
川　芎 10克	生　地 30克	丹　皮 10克	赤　芍 10克
甘　草 5克	蚤　休 15克	地　龙 10克	7付

另予外用洗剂。

五爪龙 10克	地肤子 10克	白鲜皮 10克	苦参片 10克
硼　砂 10克	黄　柏 10克	5付	

水煎外洗，日用一剂。

按：中医传统治疗既治主病又治副疾，须内外兼顾。三诊选用紫花地丁、银翘清热解毒。生地、丹皮、赤芍凉血，又入当归、川芎，含四物养血活血之意。白术、甘草、泽泻及土茯苓又在其中，健脾解毒利水。蚤休清热定惊，配伍地龙走经而惊痫可靖也。合而用之，调血而清气血，解毒又清热。外治洗剂具有清肌热、败毒作用，为清除口角热疮及阴户湿疹的有效方法，去除痫证诱因，有利于疾病的治疗和稳定。

肾功能不全案

沈某，男，52岁。初诊：1996年9月2日。

患者因肾功能不全来诊。前在瑞金医院诊治，B超示：两肾无异常；X线检查示：左输尿管上端迂曲；肾功能示：尿素氮6.8毫摩尔/升，肌酐168毫摩尔/升，尿酸483毫摩尔/升。曾排出尿路结石，有肾绞痛史。患者腰痛背痛，夜尿频繁，苔薄质红嫩，脉小弦。时值长夏，暑湿当令，故在益肾强腰、通利络痹中，当参用清暑解热化湿之品。

秦 艽 12克	晚蚕砂 12克	威灵仙 15克	山慈菇 10克
海桐皮 10克	海风藤 10克	海金砂 12克	白 术 12克
泽 泻 10克	茯苓皮 12克	生 地 10克	龟 甲 10克
青 蒿 10克	白 薇 10克	佩 兰 10克	薏苡仁 30克
佛 手 10克	7付		

按：药用秦艽、蚕砂、威灵仙等化湿利络通痹要药；并用山慈菇化痰消结，因其含有秋水仙碱成分，而无秋水仙碱可致白细胞将低之患。青蒿、白薇、佩兰、薏苡仁清暑解热化湿。治本用生地、龟甲；治标用白术、泽泻、茯苓皮并配伍海金砂利水。冀能令肾功能改善及排尿通畅。

二诊：1996年9月9日。

患者眩晕，腰背疼痛减轻，夜尿2次，舌脉未变。再拟原法进治。

菊 花 10克	枸杞子 10克	桑叶皮 各10克	珍珠母 10克
菟丝子 15克	威灵仙 15克	山慈菇 10克	昆 布 10克
生 地 15克	龟 甲 10克	黄 柏 10克	薏苡仁 15克
山 药 15克	海金砂 15克	巴戟天 10克	荷 叶 2方 7付

按：方药去青蒿、白薇、佩兰，配伍桑菊、枸杞子、知母，清肝，清暑气。加入黄柏合大补阴丸之意，黄柏有燥湿坚阴之功。入昆布，合山慈菇以消痰浊，怀山药与薏苡仁同用，健脾而渗湿。巴戟天合海金砂利水而益肾。荷叶易佛手，其意相同。

患者经长期治疗，肾功能检查示尿素氮、肌酐、尿酸时有升落，约经3个月治疗后，该类化验指标逐渐恢复正常。其用药如龙葵、蛇莓、六月雪、生荠菜花、金银花、黄柏、白花蛇舌草等清热解毒药，与尿素氮改变相关，所谓治标之药也。生熟地、黄精、何首乌、杜仲、锁阳、蚕茧、菟丝子、补骨脂、覆盆子，此为补肾弥弱之品，对肌酐改变属有效之药。黄芪、扁豆衣、苍白术、猪苓、泽泻、牛膝，其性能补泻均在其中，使尿素氮、肌酐相对平衡。

三诊：1998年2月14日。

随访：尿素氮5.5毫摩尔/升，肌酐112毫摩尔/升，尿酸318毫摩尔/升。

四诊：1998年3月16日。

随访：患者肾功能恢复正常已逾半载，精神饱满，腰痛背痛，左侧为著，记忆力减弱。再拟补肾造化为法。

生　地 10克	熟　地 10克	龟　甲 10克	知　母 10克
黄　柏 10克	仙　茅 10克	淫羊藿 10克	苍　术 10克
白　术 10克	泽　泻 10克	茯　苓 10克	功劳叶 10克
仙鹤草 10克	山　楂 10克	鸡内金 10克	菟丝子 10克
荷　叶 2方	7付		

按：此方采用张伯讷原创二仙汤，该方用于女科、内分泌疾患，如月经失序、月经过多之证。其理何在？概由二仙汤壮肾强腰以束带脉，使月经得以调整。再以知母、黄柏敛阴泻火，使经期归准，使经水不崩，故使更年期、经绝期之月经过多及崩漏之证得以休矣。本方加减用药，改善肾功能，其理在于二仙汤合知柏地黄丸等固本益肾药有造化之能，而知母、黄柏清相制火，配合泽泻等以清浊，可对肌酐及尿素氮起调整作用。

膏 淋 案

郑某，男，57岁，职员。初诊：1985年7月5日。

患者脉来濡细，舌薄质红。患者近时蛋白尿反复作祟，尿检示尿蛋白（++～++++）。每遇劳倦而加剧，腰疼如折，难以负重，胁肋背脊隐痛。自诉原有胆囊炎、胆石症病史。大便日行且畅，浮肿之象不显。患者久病，肾虚精微不摄，治拟固肾清泄并重之法。

生熟地 各9克	知 母 12克	黄 柏 9克	黄 芪 12克
海金砂 9克	鸡内金 9克	车前子 12克	白泽泻 9克
猪 苓 9克	海蛤壳 9克	琥珀屑 6克	北沙参 12克
肉苁蓉 12克	海 马 6克	狗肾粉 6克	阿 胶 9克
龟 甲 12克	鹿角片 9克		

上药5付，共研为末，每早晚各一匙，用开水冲服。

按：患者蛋白尿反复出现，腰背痛而舌红脉濡，证属肾虚精微不摄，属膏淋之疾。肾之耗损，作强无能，阴阳不济，肾气匮乏毕露。方宗知柏地黄之意，配伍车前子、猪苓利水清热，配伍龟甲、阿胶益阴，配伍海马、鹿角片补肾阳，以益肾清泄并进，缓缓图功。

癃闭案

陈某，77岁，男。初诊：2007年9月3日。

患者壮年时有肾结核病史，古稀之年发现糖尿病1年余。近年来，膀胱结石反复发作，排尿困难淋涩作痛。2年前行手术取石，后又复发，拟行第二次手术。患者及家属均考虑其高年体弱，要求保守疗法。刻诊：面容憔悴瘦弱，心恍恍然，脉来动数，小便频繁，淋涩不爽，会阴胀痛，阴囊下坠，苔薄质嫩，有纹理可见。肾与膀胱为生殖泌尿系统之脏腑，肾藏精气，膀胱有气化功能，所谓"州都之官"。患者病程日长，又近耄耋之年，精气不利而石淋未去，不利于膀胱气化，酿为癃闭。拟益肾气利膀胱为法。

生熟地 各10克	山萸肉 10克	淫羊藿 15克	仙 茅 10克
知 母 10克	黄 柏 10克	泽 泻 10克	土茯苓 30克
白术芍 各10克	石 韦 15克	海金砂 10克	菟丝子 15克
益智仁 10克	水 蛭 3克	怀牛膝 10克	14剂

二诊：2007年9月17日。

投剂之后，患者排尿已经较为通畅，稍有淋涩之状，尿道作痛已减，余沥不尽，尚有遗溺。患者原有肾结核史，本原早枯，目前已标实为急，望用药后能排尿通畅而无癃闭之象，病情由重转轻。继以标本同治之法进治。

黄 芪 15克	防 己 10克	泽 泻 10克	薏苡仁根 各30克
金樱子 10克	芡 实 10克	海金砂 10克	车前子 10克
冬葵子 10克	生熟地 各10克	丹 皮 10克	山萸肉 10克
黄 柏 10克	知 母 10克	龟 甲 10克	怀牛膝 10克 14剂

另：研药末吞服。

将军干 30对	车前子 50克	琥　珀 50克	通　草 15克
白　术 60克	泽　泻 30克	桂　枝 15克	肉　桂 10克
党　参 50克	三　七 20克		

共研细末，每日早晚各3～5克，吞服。

按：癃闭一证为泌尿系统最危重、最棘手之证，其病因在于膀胱气化失职。膀胱有贮尿和排尿功能，但必须依赖肾气的敷布。初诊以二仙汤助肾气化，配伍泽泻、土茯苓、石韦、海金砂等通淋之品，少佐水蛭活血通络，祛瘀生新。二诊加末药，以通淋开闭之灵药将军干为君，配伍桂枝、肉桂、白术、通草、泽泻，取五苓散之意，并以三七化瘀而祛蓄血，党参益气健脾而助气化，入琥珀通淋养心安神，神宁则淋涩可减，通利之效更著。

肿瘤术后案

肿瘤术后案一

张某，男，44岁。初诊：1997年11月7日。

患者因胃脘痞块、吞酸嗳腐等症于两个月前行胃镜检查：见幽门前区有1.6厘米×1.0厘米溃疡。活检为低分化腺癌，PAS（＋），AB（＋）。1997年10月3日行胃大部切除术，术后经化疗，因白细胞降低而停止化疗。后来中医科求诊。刻诊：头眩，痰多黏稠不爽，胃纳尚可，汗出，夜不入睡，因便溺影响睡眠。据诉初定12月初再作化疗。舌裂纹，苔净，脉濡小。患者术后脾胃生化失职，消运不足，痰浊资生。治拟健脾消痰，以清其源。

黄　芪15克	猪殃殃15克	石　斛15克	天花粉10克
菝葜30克	制大黄5克	丹党参各30克	白　术10克
枳　壳5克	竹　茹5克	刺猬皮10克	铁树叶15克
谷麦芽各15克	佛　手10克	荷　叶2方	7付

二诊：1997年11月14日。

患者纳食不馨，不思饮食，神疲，苔腻浊，脉濡。证属脾虚湿阻。治以芳化调脾之法。

川楝子10克	佩　兰10克	黄　芪30克	猪殃殃15克
菝葜30克	铁树叶15克	天花粉10克	北沙参15克
枸杞子10克	灵芝叶10克	党　参15克	白　术10克
茯　苓10克	甘　草5克	淮小麦10克	红　枣10枚　14付

三诊：1997年11月28日。

投剂后，患者一般情况尚好，胃口略开，脘腹无痞胀，大便日行，白细胞升至正常，苔薄，脉濡。再以益气疗损抗癌之品治疗。

黄　芪 30克	太子参 30克	龙　牡 各30克	益智仁 10克
巴戟天 15克	橘皮络 各5克	白　术 10克	茯　苓 10克
铁树叶 15克	菝葜 30克	灵芝草 10克	丹　皮 10克
川楝子 10克	北沙参 10克	枸杞子 10克	鸡内金 10克　14付

四诊：1997年12月19日。

正在化疗中。以和胃化浊调神为法。

煅代赭石 30克	橘　皮 5克	竹　茹 5克	枳　壳 5克
白　术 10克	天花粉 10克	茯　神 10克	灵芝草 10克
石　斛 10克	知贝母 各10克	太子参 30克	麦　冬 10克
佛　手 10克	脐　带 1条	14付	

五诊：1998年2月13日。

化疗进入第三疗程，患者无呕吐，胃纳馨，神疲劳累，午后烦热，夜不安寐（后半夜），苔薄，脉濡。再治以益气和胃，加强防御功能，以抗化疗副反应。

党　参 15克	太子参 15克	珠儿参 12克	北沙参 15克
半　夏 10克	陈　皮 5克	佛　手 10克	佩　兰 15克
枸杞子 10克	菝葜 15克	茯　神 10克	白　术 10克
枳　壳 5克	郁　金 10克	木　香 10克	远　志 10克
柏枣仁 各10克	14付		

六诊：1998年3月13日。

3月10日，患者行化疗第四疗程。症状无特殊，食欲尚佳，无呕吐脘胀等，神疲睡眠欠馨，苔薄，脉濡。再以调益之法治疗。

黄　芪 15克	党　参 15克	当　归 15克	菝　葜 15克
知贝母 各10克	川楝子 12克	北沙参 15克	枸杞子 10克
鸡郁金 各10克	白　芍 10克	甘　草 10克	白　术 10克
茯　神 10克	木　香 10克	远　志 10克	柏枣仁 各10克
龙眼肉 10克	14付		

七诊： 1998年4月10日。

4月9日检查示白细胞$3.4×10^9$/升，化疗暂停。患者头晕，项背酸困，胃纳可，神疲劳累，舌薄脉濡。治拟益气和血调神之法。

黄　芪 30克	仙鹤草 10克	淫羊藿 15克	功劳叶 15克
猪殃殃 15克	茯　神 10克	白　术 10克	甘　草 10克
孩儿参 30克	麦　冬 10克	五味子 10克	冬虫夏草(另煎汁) 10克
当　归 10克	生　地 10克	何首乌 10克	黄　精 15克
煅代赭石 30克	14付		

按： 胃癌术后，患者头眩，痰多黏稠不爽，胃纳尚可，汗出，夜不入睡，又因便溺影响睡眠，舌有裂纹。从病机看，应以助脾胃生化消运、化痰浊为治疗基础。

石斛、天花粉、竹茹、麦芽、谷芽、佛手，为术后清气和胃化浊要药。再以枳壳、白术转输精微，无此难以资生生化之功。党参、白术、黄芪为益气精品。猪殃殃与黄芪，提升白细胞，增加免疫力。刺猬皮与黄芪益气消痞，以往用于外证，借以内治。菝葜与黄芪以清除术后余浊，以制后患。铁树叶为民间治胃病、治癌止痛之品，以传统方药、民间方药汇集以治沉疴。

二诊时选用佩兰、天花粉芳香化浊，又入川楝子、沙参、枸杞子，为一贯煎方之变法，是治胃良方。灵芝叶涵天地之气，抗衰老，抗癌。还以甘麦大枣汤调和胃气，以养术后亏损，含食疗之法。

三诊时采用巴戟天、益智仁补肾以强气。鸡内金、橘皮、橘络帮助脾胃消运。

四诊时针对化疗的呕吐反应，应用橘皮、竹茹、旋覆花和胃降逆以止呕吐。脐带补术后虚亏，扶持正元。

五诊时化疗已进入第三疗程，以各类补益气阴药为主。用和胃化浊的半夏、陈皮、佩兰、枳壳、白术等，另配伍远志、柏子仁、酸枣仁安胆调神，此乃消补兼施之法。

六诊，黄芪、党参、苍术、当归、远志、木香、柏子仁、酸枣仁、龙眼肉，以归脾法及一贯煎（川楝子、沙参）施用，知母、贝母清肺胃、消热郁；再加白芍、甘草缓中，使中运有生化之能，有助机体代谢补偿。

七诊，因白细胞减少，化疗暂停。结合传统验方调治。仙鹤草又名脱力草，民间用以补血养气。淫羊霍补精以养气血。功劳叶有十大功劳效用，凡可采用，无滋腻之弊。加用冬虫夏草疗损，合而用之，以增强体质。生脉饮合四君子护养心气；石斛补益气阴、养津液；脐带、冬虫夏草疗虚损；当归、黄芪、生地、何首乌、黄精以养心安胆。代赭石止呕吐。诸药合用，补益五脏阴阳、气血、津液，各司其用。代赭石、橘皮、竹茹、枳壳、白芍和中，橘皮、竹茹温胆，更有降逆作用。解热毒用天花粉，益气阴用太子参、麦冬，为生脉中药，益阴而生津液。

方师注：临证选方，化疗进入第三疗程，患者神疲劳累，午后烦热，夜不安寐。此三点在慢性疾病中为常见病证。在术后、化疗后有此情况，大多不可小视。党参、太子参、珠儿参、北沙参，诸参补气养阴，益津又泻火。半夏、陈皮化痰消滞，又助参类升运，不碍气机，茯神、木香、远志、柏子仁、酸枣仁安胆养心，宁窍助睡，以调患者心烦少寐、劳累之苦。此乃夜安、胃佳、便畅之剂。

༄ 肿瘤术后案二

周某，女，58岁。初诊：1998年2月6日。

患者因便血一月余于1997年12月9日住院，CT示：结肠肝曲肿块浸润肝门，胆总管扩张。12月26日，行右半结肠姑息性切除加胆切除术，血压偏高。病理报告：低分化腺癌，胆囊癌二级，伴淋巴结转移5枚，阑尾、大网膜均阴性。术前曾作化疗。1998年1月17日出院。刻诊：腹部隐痛，似有下垂感，胃纳一两左右，大便稀薄，舌薄质淡，脉濡。辨证为气虚下陷，中阳不足。治宜益气温中。

黄　芪 30克	菝　葜 15克	龙　葵 15克	葛　根 10克
桔　梗 10克	附　子 10克	炮　姜 10克	白　术 10克
茯　苓 10克	紫　苏 10克	楂　曲 各10克	鸡内金 10克
白扁豆 10克	荷　蒂 5枚	党　参 30克	14付

嘱：凡发酵之物不要吃，如乳腐、腌菜等。

二诊：1998年2月20日。

患者小腹疼痛，腹鸣（小腹垂胀抽掣作痛），大便尚未成条，舌光，脉濡小。治宜益气和肠。

黄　芪 30克	党　参 30克	白　术 10克	扁豆衣 10克
升　麻 10克	柴　胡 10克	葛　根 10克	桔　梗 10克
菝　葜 30克	炙甘草 10克	茯　苓 10克	附　子 10克
炮　姜 10克	砂仁壳 各5克	灵芝草 10克	14付

三诊：1998年3月6日。

投益气理中（扶阳）之品，小腹垂坠显著改善，胃脘痞气随舒，此阳气敷布可见也。

玉　竹 15克	黄　芪 30克	党　参 30克	白　术 10克
扁豆衣 10克	桔　梗 10克	泽　泻 10克	铁树叶 15克
菝　葜 15克	附　子 10克	茯　苓 10克	鬼羽箭 10克
升　麻 10克	柴　胡 10克	葛　根 10克	14付

按：患者因便血于1997年12月9日～1998年1月17日在瑞金医院住院治疗。患者多疾罹身，结肠病变，腹隐痛有下垂感，大便溏薄。清气在下，则生飧泄，气虚下陷，兼有中阳衰微，苔薄质淡，脉濡，为脾

阳不足之征。药选附子、党参、黄芪、白术、茯苓配伍炮姜以益气理中；又入扁豆衣健脾；紫苏疏寒；楂曲、鸡内金消积导滞；葛根、桔梗、荷蒂升清，助气提举，不致下陷，因而止其泄泻；菝葜、龙葵为抗癌要药。诸药合为抗癌补益、升阳温摄之法。

二诊，患者自觉小腹疼痛、肠鸣、大便尚未成条。原法续进，加柴胡、升麻以提举；甘草补中益气；砂仁醒脾悦胃；又入灵芝轻清补益珍品，疗损收敛效尤宏。

三诊，小腹垂坠显著改善，胃脘痞气舒松。曾宗理中加附子温脾调中，补中益气加用葛根助升散，入玉竹、泽泻以利水。选用玉竹润燥调和，以凉药泽泻以助分利，实大便。可见升举益气、温阳分利之法是治疗结肠病变一绝，证实李东垣《脾胃论》补中益气法的实用性，此乃方师实践而得。

⌒ 肿瘤术后案三

孙某，女，49岁。初诊：1997年11月21日。

患者月经自46岁起量多如冲，一周而净，净而复临。后去妇幼保健院行子宫肌瘤手术。术后时有乍寒乍热，寒热往来，头眩胀痛，口渴不仁，胃纳不馨，大便时溏时结交替，苔薄腻，脉濡小。证属营卫失调，少阳枢机不和。先以柴胡汤为法（因其寒多故去黄芩）治疗。

桂　枝 10克	柴　胡 10克	白　术 10克	白　芍 10克
防　风 10克	茯　神 10克	远　志 10克	木　香 10克
柏子仁 10克	酸枣仁 10克	黄　芪 10克	玉　竹 10克
芡　实 10克	桔　梗 10克	白扁豆 10克	砂　仁 3克
乌　梅 5枚	7付		

二诊：1997年11月28日。

患者乍寒乍热渐和，头胀未瘥，胸闷纳可，大便已成条而畅快。日前曾有时邪感冒，再以原法进治。

黄　芪 15克	桂　枝 10克	柴　胡 15克	丹党参 各15克
龙牡(先煎) 各30克	茯　神 10克	白　术 10克	泽　泻 10克
桔　梗 10克	木　香 5克	藿　佩 各10克	青陈皮 各5克
白扁豆 10克	柏枣仁 各10克	荷　蒂 5枚	荆芥（后入）5克
乌　梅 2枚	薄荷 (后入) 5克	14付	

三诊：1997年12月12日。

患者头晕头胀、乍寒乍热减轻，胃纳渐馨，大便成条畅通。方药易柴苓煎。

柴　胡 12克	苍白术 各12克	茯　苓 10克	桂　枝 10克
黄　芪 15克	当　归 10克	丹党参 各15克	青陈皮 各5克
白扁豆 10克	泽　泻 10克	柏枣仁 各10克	乌　梅 2枚克
龙　牡 各30克	防　风 5克	藿苏叶 各10克	香　附 10克
谷麦芽 各10克	14付		

　　按：子宫肌瘤术后，患者时有寒热往来、头胀口渴之小柴胡汤证，又有大便溏结互见等脾胃消运失常之飧泄证，治宜调和营卫而利枢机。治疗从少阳着手，药予柴胡与桂枝，其寒多热少不用黄芩，而以防风与白芍（痛泻要方）祛肠风。更以茯苓、白术、扁豆、茯神、桔梗（参苓白术散），用黄芪在于升提益气，黄芪、白术、防风（玉屏风散）固表，木香、砂仁温胃醒脾。柏子仁、酸枣仁归脾安神。入乌梅敛肠，冀诸症均减。

　　二诊，乍寒乍热渐和，大便无时溏时结，已成条，脾运已司职，加用丹参、党参、泽泻，实脾分利。佩兰、藿香、荆芥、薄荷、荷蒂均为十月小阳春时行之邪猖獗而设。

　　三诊，由于诸症随药而减，方药以柴苓煎合诸法调治。选用柴胡、苍术、白术、茯苓、青皮、陈皮（合柴平、柴苓煎）。选桂枝、泽泻含有五苓散之意，调和脾胃的黄芪、归身（当归补血汤）配伍党参、丹参、柏子仁、酸枣仁、龙牡调神。香附、谷芽、麦芽疏寒和中理气，乌梅、防风祛肠风。多方合用，庶使各司其职，先调和营卫、利枢机，后以补益气血、调和心脾、和中升提为要，故诸患释除。

鼻咽癌案

张某，男，31岁，初诊：1985年3月25日。

患者于1983年初感觉右颈部有一肿块，颈项转侧欠利，遂在五官科医院就诊，诊为鼻咽部低分化鳞癌，后辗转本院请求中医治疗，并在肿瘤医院约做放疗，出现头晕恶心、牙龈肿胀、咳吐痰血等反应。经运用清泄化痰、消积散瘀等法治疗，症情得以控制，副反应殆消，颈项肿块亦缩小而消失，临床症状不复显现，复去检查，各项检查均已正常，未见癌细胞，病者自觉精神愉快，饮食起居如常，快快然宛如无瘤疾者。为使疗效持久，穷尽寇邪，乃拟粉剂冀图全功。

黄　芪 12克	白　术 9克	枳　壳 9克	枸杞子 9克
北沙参 12克	珠儿参 12克	玄　参 12克	孩儿参 12克
海蛤壳 18克	穿山甲 9克	山慈菇 9克	僵　蚕 12克
刺猬皮 12克	川浙贝 各9克	桔　梗 9克	生甘草 9克

上药5付，共研细末，早晚各一匙，用温水冲服。

按：患者患鼻咽部低分化鳞癌，系肿瘤重症，分化度越低其恶性度越高，邪毒亦实，久则伤正。放疗出现副反应，为正虚邪实之证，用药扶正与驱邪并用，消补兼施。方中黄芪、白术、珠儿参、北沙参、枸杞子益气健脾养阴，兼顾肺、脾、肾三脏；穿山甲、山慈菇、海蛤壳、刺猬皮散结解毒；玄参、桔梗、川浙贝、僵蚕利咽化痰；枳壳行气而利肺，使诸药行而不滞；甘草调和诸药。全方立意分明，攻补兼施，驱邪不伤正，补虚不留邪，故药效显著，善后调养使正气来复而防止复发。

带状疱疹案

带状疱疹案一

张某，女，53岁。初诊：1998年10月5日。

患者患左胸带状疱疹已2周。前因胃肠钡餐检查发现有胃食管反流（1997年12月13日）而服抑制食管反流方药，呕恶症状显减，但仍时有反胃不适，十余天前出现带状疱疹，外观点状如痘微红，夜间作痛。故仍从旋覆代赭、橘皮、竹茹，加入玉屏风散及清解时毒之药治疗。

黄　芪30克	防　风10克	白　术10克	银　翘 各30克
甘　草10克	泽　泻10克	橘　皮5克	竹　茹5克
枳　壳5克	白豆蔻10克	谷麦芽 各10克	煅代赭石30克
太子参30克	7付		

外用青黛30克，黄柏粉30克，共研细末，搽患处。

按： 方中以玉屏风散卫固肌表，有汗固汗，无汗发汗；加入金银花、连翘、甘草以清时毒（带状疱疹）；橘皮、竹茹、枳壳、白豆蔻治疗反流性呕恶；麦芽和胃气，太子参益气，抵御病毒。未溃者用菜籽油调敷，已溃者干粉搽之。青黛泄热毒而退肿；黄柏燥湿清热毒，用于外治。故带状疱疹得内服外治，霍然痊愈。患者于第五日疼痛等症即显减，未再续治。青黛、黄柏由丁氏门中柳花散一方而来，常用于口腔炎症，舌面碎裂，敷之即愈（时诊曰：杨柳……春初生柔荑，即开黄蕊花。至春晚叶长成后，花中结细黑子，蕊落而絮出，如白绒，因风而飞。故见柳花，即春天来临。丁氏以柳花散为方剂名，意在药到病除，妙手回春）。柳花散亦可用治阴道炎。若患者能合作而不怕痛，于上述外用方中可加冰片一份。

附：治带状疱疹方。

鲜生地 30克	生 地 12克	豆 卷 12克	栀 子 15克
紫花地丁 15克	金银花 15克	赤 芍 12克	知 母 10克
竹 叶 15克	板蓝根 15克	太子参 30克	玉 竹 12克
天花粉 10克	甘 草 5克		

外用方：青黛粉20克，人工牛黄2支，共研匀外敷。

带状疱疹案二

郭某，女，52岁。初诊：1998年11月3日。

患者带状疱疹色红、结斑，皮肤瘙痒。此乃营血不清，湿毒稽留。拟清营解毒。

荆 芥 10克	赤小豆 15克	金银花 30克	甘 草 5克
黄 柏 10克	水牛角 15克	赤 芍 10克	丹 皮 10克
生 地 30克	泽 泻 10克	菊 花 10克	紫花地丁 15克
太子参 30克	苍白术 各10克	怀牛膝 10克	甘露消毒丹 各15克
7付			

另用洗方5剂。

白鲜皮 10克	地肤子 10克	苦 参 10克	黄 柏 10克
龙胆草 10克	薄 荷 5克		

煎汤待温度适宜外洗，每日2次。

按：患者感受疱疹邪毒，气营不清，瘀热在里，用荆芥、赤小豆、金银花。此方由《伤寒论》麻黄连翘赤小豆汤演变而来，以此透热清瘀。再用水牛角、赤芍、生地、牡丹皮，此系犀角地黄汤制方（以水牛角代替犀牛角），为温病清营主方，以解营热之毒；又用甘露消毒丹之意化解时毒而清湿热。虽仅一方，但内含多方方义。外洗方白鲜皮、地骨皮为皮肤科解湿毒之品，加入苦参泄热利湿，入黄柏、龙胆草以清皮肤斑疹，入薄荷以疏风。后回访患者，述服药后疹退痒止，病瘥未复。

皮 疹 案

王某，男，25岁。初诊：2005年7月18日。

患者双下肢膝以下皮肤红斑累累，溃疡不收。3年前在外院皮肤专科确诊为变应性血管炎，曾经应用皮质激素及免疫抑制剂治疗无效。患者形体健壮，纳寐如常，舌红少苔，脉弦带数。证属湿毒已入气营，气营两燔。治拟清热解毒而除湿。

竹 叶 15克	银 翘 各10克	石膏（先煎）30克	生 地 10克
丹 皮 10克	赤 芍 15克	水牛角（先煎）15克	泽 泻 10克
苍白术 各10克	秦 艽 10克	海桐皮 10克	怀牛膝 10克
茯苓皮 各10克	独 活 10克	14剂	

另外洗方：

苦 参 10克	黄 柏 10克	马齿苋 30克	白鲜皮 10克
紫 草 15克	泽 兰 15克	月 石 10克	7剂

水煎外洗，一日两次。

二诊：2005年8月15日。

患者两下肢胫部为主皮肤红斑瘙痒，溃疡已收敛，余症如前。

荆 芥 10克	连 翘 30克	赤小豆 15克	黄 芪 30克
防 风 5克	赤 芍 10克	生 地 10克	金银花藤 各15克
薏苡仁 15克	茯苓皮 各10克	白 术 12克	泽 泻 10克
紫 草 10克	甘 草 10克	14剂	

另外用方：

苦　参 10克	紫　草 10克	红　花 10克	当　归 10克
大青叶 15克	黄　柏 10克	龙胆草 10克	马齿苋 30克
月　石 10克	5剂		

外用，并嘱平日以甘露消毒丹泡茶饮服。

后随访至2006年2月，症情已明显好转，处方如下以调养之：

黄　芪 15克	玉　竹 10克	赤白芍 各10克	金银花藤 各15克
生　地 10克	丹　皮 10克	玄　参 10克	南沙参 10克
百　合 10克	薏苡仁 15克	冬瓜子皮 各15克	绿豆衣 10克
土茯苓 30克	白　术 10克		

　　按：方师治疗此类皮肤疾患，急性期多用犀角地黄汤、竹叶石膏汤以清气营之热，三妙丸利湿合五苓散利水，使湿、热俱从小便而去。亚急性期则用玉屏风散固表，荆芥、连翘、赤小豆仿伤寒麻黄连翘赤小豆汤之意，清热利湿而解表，一收一散，相得益彰。稳定期则注重标本兼顾，既养气阴又清湿热，缓急轻重，章法清晰，丝丝入扣，疗效彰著。

妇科带下案

谢某，女，26岁。初诊：1997年8月12日。

患者产后3月余，腰酸，带下黏而稠黄，精神疲乏。经哺乳期，面色欠润，苔薄腻，脉小弦。产后正气未复，带脉不束为其虚，湿热下注是其实。治拟清利湿热、束带强腰并进。

萆　薢 18克	瞿　麦 15克	椿根皮 12克	泽　泻 15克
土茯苓 30克	黄　芪 12克	白　术 12克	茯　苓 15克
芡　实 15克	山　药 15克	杜　仲 15克	狗　脊 12克
桑寄生 15克	六一散 20克	7付	

二诊：1997年8月20日。

患者腰酸略减轻，带下已清，质转稀，精神欠佳，纳食未振，时有腰酸引及胁肋，苔薄白，脉虚弦。辨证：湿热已清，脾肾不足，肝木失常。治拟健脾益肾收涩并佐疏理之品。

鸡冠花 15克	白莲须 20克	乌贼骨 18克	砂　仁 3克
续　断 12克	川楝子 12克	青　皮 9克	白　芍 12克
佛　手 12克	白　术 12克	芡　实 18克	甘　草 3克　7付

按：本案虚实夹杂。萆薢、瞿麦、椿根皮为清浊带之要药。又入六一散、泽泻、土茯苓泄湿热之毒；配伍白术、茯苓健脾利水，湿从小便而利；黄芪是补气主将；芡实、山药取傅青主之完带汤之意，健脾以束带；杜仲、狗脊、桑寄生为女科腰酸痛常用方药。今依此疗产后带下，主以土茯苓分清化浊，除病之实。二诊用鸡冠花、白莲须、乌贼骨清中敛带；白术、芡实健脾化浊，以防苦寒之药碍脾；加入砂仁醒脾悦胃；续断仍为强腰利浊之品；用川楝子、青皮、白芍、佛手理肝气。中医治病须视药物之温凉平衡。谢女治浊之药药性苦寒，易损脾胃。治带下腰痛之药，其性温厚，有滞湿之虞。故必在用药中予以理气、悦脾胃之品。配方救偏以达适宜，亦不可不知。

更年期综合征案

黄某，女，56岁。初诊：1997年9月26日。

患者天癸竭于52岁，头眩后脑轰热，心烦，胸闷，耳胀，夜寐不安，纳可，大便日行，舌薄，脉小弱。证属水不足，木乘亢，肝肾失调。治拟滋肾涵肝，平肝息风。

生 地 10克	菊 花 10克	天 麻 10克	潼白蒺藜 各10克
羚羊粉（吞）0.6克	龙齿（先煎）30克		何首乌 10克
木 香 10克	远 志 5克	柏枣仁 各10克	黄 柏 10克
灵芝草 10克	香 橼 10克	茯 神 10克	7付

二诊：1997年10月31日。

上诊药后症减，因家有事停药一月。又感头顶发胀，头眩耳胀，牙龈胀，不能咀嚼（用力时），烦躁，胃纳不馨，脘腹痞胀，大便更行如常人，苔薄腻，脉濡小。再以原法进治。

菊 花 10克	何首乌 10克	天 麻 10克	钩 藤 12克
夏枯草 15克	珠儿参 10克	柴 胡 10克	黄 芩 10克
潼白蒺藜 各10克	茯 神 10克	枳 壳 5克	木 香 10克
柏枣仁 各10克	灵芝草 10克	太子参 30克	白 术 10克
佛 手 10克	7付		

按：头眩、后脑轰热，是本证特征，结合平时心烦而躁、胸闷、夜寐不安，且天癸竭于52岁，患者是经绝期综合征。中医证属肝肾两经致病。肝为刚脏，主谋虑，将军之官。若忧郁太久，情志不悒而伤肝，久而相火充斥，逆犯心神，则头脑烘热、烦躁不宁之症出现。久

而久之，耳胀而不安，为肝肾失调。选用生地滋阴；配何首乌、潼蒺藜、白蒺藜、菊花、黄柏以滋肾柔肝清火；并以羚羊角、龙齿息风平肝，镇逆安神；以木香、远志、柏子仁、酸枣仁、茯神归脾调神；加入灵芝草神安其位；香橼安抚胃气，调和诸药。

二诊时选柴胡、黄芩、菊花、潼蒺藜、白蒺藜清肝胆；天麻、钩藤、夏枯草定风泻火；茯神、白术、枳壳调气机转输；木香、柏子仁、酸枣仁安心胆；珠儿参、太子参、灵芝草，益气阴，调精神；佛手和胃理气。女子七七天癸竭。患者52岁经绝，今近七八之年。肝之气火亢盛，不疏泄不条达致肝气横逆，二诊以肝肾并治，升散火炎，滋阴益源，以收其效。

儿 科 案

儿科案一（暑风案）

黄某，男，3岁。初诊：1997年7月25日。

患儿两天前发热，体温38℃，咳嗽，易出汗，易感冒，痰黏稠，咳痰不爽，汗出浃衣，苔薄舌红，脉濡数。证属暑风外束，肺气不宣而心液外溢。治宜清暑宣肺调心神。

桑 菊 各10克	牛蒡子 10克	前 胡 10克	桔 梗 10克
甘 草 10克	葶苈子 10克	青 蒿 10克	白 薇 10克
太子参 30克	麦 冬 10克	瓜蒌皮 10克	浙贝母 10克
茯 苓 10克	白 术 10克	天浆壳 5只	5付

每日一剂，3天。以后2剂，分4日服。
按摩风门防感冒咳嗽。按摩内外八卦、后溪、建里。

二诊：1997年8月1日。

患儿尚有微咳，仍出汗，脉濡。再以肃肺清暑益神法治疗。

北沙参 10克	前 胡 10克	牛蒡子 10克	橘 络 5克
桔 梗 5克	甘 草 5克	百 合 10克	麦 冬 10克
知贝母 各12克	茯 神 10克	钩 藤 10克	龙 牡 各30克
太子参 30克	谷麦芽 各15克	荷 叶 2方	7付

三诊：1997年8月15日。

患儿咳嗽显减，咳痰不爽，夜间汗出浃衣，舌薄，脉濡小。证属肺气清肃润泽乏权，心液外溢。治宜肃养肺气而敛心液。

北沙参 10克	桑 皮 10克	葶苈子 10克	红 枣 10枚克
麦 冬 10克	前 胡 10克	牛蒡子 10克	太子参 30克
百 合 10克	甘 草 10克	赤茯苓 10克	泽 泻 10克
知贝母 各10克	龙牡（先煎）各30克		5付

四诊：1997年9月26日。

患儿发热，咳少，前天起大便二三日一行，舌薄，脉濡小数。证属风邪外客，肺气不宣。治以宣解。

豆 卷 10克	前 胡 10克	牛蒡子 10克	桔 梗 10克
鸡苏散（包煎）15克	荆 芥 5克	橘皮络 各5克	银 翘 各15克
枳 实 5克	白 术 10克	天浆壳 5只	甘露消毒丹（包煎）15克

5付，每付煎10分钟即服。

五诊：1997年10月31日。

患儿咳嗽未绝，咳痰不爽，苔薄，脉小数。证属风痰未清，肺胃不宣。治宜祛风痰，宣肺胃。

前 胡 10克	牛蒡子 10克	杏 仁 10克	桔 梗 10克
甘 草 5克	银 翘 各10克	茯 神 10克	白 术 10克
枳 壳 5克	谷麦芽 各15克	知贝母 各10克	龙牡（先煎）各30克
太子参 30克	淮小麦 10克	红 枣 10枚	7付

按：暑季受风，外邪束肺，肺气不宣，而心液外溢。是证为发热咳嗽，痰黏稠，咳嗽不爽，外证为暑风。而内证汗出衾衣，汗出而热退，邪从外解之候。今咳嗽痰出不爽，可见其已内传，且汗出衾衣，心虚而卫不固，心液外溢。选桑叶、菊花、青蒿、白薇清解暑热；臣以牛蒡子、前胡、桔梗、甘草，宣肺达邪，而化痰浊；恐药力不足，酌加葶苈子，则泻肺化痰之力猛增；瓜蒌皮、浙贝母宣肺气而消痰

热；太子参、茯苓、白术益气健脾，虑消痰而伤中运，依此以助之；而太子参与麦冬有生脉饮之意，有益气阴、收汗液之功；天浆壳为止咳剂，在儿科为治疗咳嗽的药引。诸药共奏清暑、清肺、调心神之功。（天浆壳常用于麻疹后期咳嗽，有透疹止咳功能，在此附笔，请读者识之。）

再诊咳减，痰出不爽，夜间汗出。用药方面，偏用北沙参、橘络、知母、贝母、百合，清养肺气与肃肺同用，以保肺气不受邪之伤害。加入龙牡敛汗镇神，合钩藤清肝定神（惊）。谷芽、麦芽、荷叶清气和胃。

三诊，咳嗽显减，续进红枣、葶苈子，加桑白皮，葶苈子泻肺，入红枣以护胃不伤正也，入泽泻以助利水泄热。方师注：桑白皮、葶苈子泻肺易伤肺气，在初诊、体质较差时不宜服用，用桑白皮还须辅以健脾药，因其能致泻。

四诊：感染见发热，咳嗽2天，大便2～3日一行。此为外客风邪，肺气不宣。则用豆卷、鸡苏散（六一散加薄荷）、荆芥疏表达邪；金银花、连翘清热疏表，使邪化热而彻；与清热剂同进使邪外泄，热不内炎。甘露消毒丹能清解百病之毒，虽为清湿热之药，然方中川贝母有保阴成分，叶天士及近贤尝用此药。

1997年11月30日，患儿相隔一月又来诊治，诉见10月31日病史。药选前胡、牛蒡子、杏仁、桔梗、甘草、金银花、连翘、知母、贝母，为治风温方药。上海时病学家都尝用，效验神速。附录于此，可作发热病之效方。配党参、白术、茯苓益气健脾，以消痰源；入枳壳、谷芽、麦芽均是此意；淮小麦、红枣亦属此意；又加龙骨、牡蛎，使心液不外溢，扶持正气。儿童发热病最耗体液，体液时耗，则腠理不密，邪易侵袭而重复感染，故防治为第一要义。

按摩：风门防伤风感冒咳嗽。内外八卦、建里，帮助消化，治理脾胃疾患。

✑ 儿科案二（咳嗽案）

杜某，男，7岁。初诊：1997年12月19日。

患儿面色苍白少华，形体瘦弱，咳嗽，经常鼻衄、量多，夜寐汗出，纳差，大便不通，肌肉松弛。今年4月曾患肺炎，证属肺阴不足而津液少布，与痰热交织，而上扰窍络也。治宜益阴生津而化痰热。

北沙参 10克	百 合 10克	生 地 10克	知贝母 各10克
枳 壳 5克	栀 子 15克	丹 皮 10克	天麦冬 各10克
石 斛 15克	冬瓜仁 10克	茯 神 10克	白 术 10克
甘 草 5克	淮小麦 10克	红 枣 10枚	7付

医嘱：煎30分钟以上。

二诊：1997年12月26日。

患儿面色㿠白不华，一周来鼻衄未作，咳嗽咽痒，大便困难，脉濡，苔薄。治宜养肺清肺之清窍法。

北沙参 10克	百 合 10克	知 母 10克	栀 子 15克
丹 皮 10克	生 地 30克	天花粉 10克	石 斛 15克
太子参 30克	牛蒡子 10克	枳实壳 各10克	瓜蒌皮 10克
浙贝母 10克	生谷芽 15克	羊蹄根 15克	7付

三诊：1998年1月2日。

患儿胃纳不馨，大便不通，鼻衄未发。再以清肺络、化痰热法。

北沙参 15克	甜杏仁 10克	桑叶皮 各10克	牛蒡子 10克
石 斛 10克	瓜蒌皮 15克	桔 梗 10克	甘 草 10克
百 合 15克	生 地 30克	太子参 30克	羊蹄根 15克
知 母 10克	玉 竹 10克	谷 芽 15克	山 楂 10克
鸡内金 10克	7付		

四诊：1998年1月16日。

鼻衄已一月未作，大便隔日一行。

栀　子 10克	丹　皮 10克	钩　藤 10克	玉　竹 10克
甜杏仁 10克	何首乌 10克	生　地 10克	太子参 30克
枳实壳 各5克	竹　叶 15克	白　术 10克	茯　神 10克
谷麦芽 各15克	羊蹄根 15克	7付	

按：一诊时，患儿面色苍白少华，瘦弱，肌肉松弛，此为体质虚弱之候。患儿得肺炎后，肺阴不足，津液少布，与痰热交织，上扰窍络。故症见咳嗽、鼻衄、纳差、便秘、夜寐汗出等。其舌质红苔薄，脉虚数，可见其病未瘥。选益肺清阴的北沙参、百合、贝母、冬瓜仁等入肺经之药以养之；栀子、丹皮泻三焦之火；石斛、麦冬、知母既清胃火又养胃中津液。凡诸津液匮乏，当先补偿胃阴。再入生地、天冬养阴以滋心肾；又恐养阴清热致泻，配以白术、甘草健脾和中；入枳壳、白术转输脾津；甘麦大枣汤为调心液而和脾胃止虚汗之名方，共奏天、地、人及上、中、下补津之功，以三全为佳，泻虚火以清三焦为良。

二诊，患儿鼻衄未作，咽痒咳嗽，大便难。入牛蒡子、瓜蒌皮、天花粉以清肺肠；石斛泄痰热而养胃阴；入太子参补气阴；又以枳实、枳壳、羊蹄根通腑下便，使诸药发挥作用。

三、四诊，诸意均释。杏仁、桑叶皮、甘草、桔梗宣降肺气而达肠热，使痰有出路；何首乌、玉竹滋津润燥；鸡内金、山楂、谷芽为小儿科健脾开胃消积常用药，以使肺金得以肃降润泽有权，以养生、清火、消痰、化积，以绝后患。

儿科案三（疳积案）

周某，女，6岁。初诊：1998年3月5日。

小儿之疾多疳证。患儿肛门奇痒，夜间磨牙，低热一月余，体温37.7℃，胃纳呆滞，腹硬，大便日有2～3次，质稀烂，此乃虫积明征。儿童医院摄片示支气管炎。患儿余热缠身，咳嗽未作，苔薄略腻。证属疳积。治拟清肝泄热、和解少阳为法。

柴 胡 5克	青 蒿 10克	黄 芩 10克	白 术 10克
太子参 10克	枳实炭 9克	山 楂 9克	鹤 虱 9克
马齿苋 15克	石 斛 10克	知 母 10克	滑 石 12克
甘 草 3克	薄 荷 6克	5付	

二诊：1998年3月11日。

患儿烦热口渴不清，低热。治疗重以退热。益气阴，退虚热，益津止渴。

西洋参 6克	珠儿参 10克	太子参 10克	银柴胡 6克
青 蒿 10克	白 薇 10克	生 地 10克	玉 竹 10克
谷 芽 6克	鸡内金 6克	甘 草 3克	5付

三诊：1998年3月17日。

家长代诉，患儿每在中午11时测体温37.5° C，服药至第4剂泄泻，大便先粪便后水样，苔略白。治以参苓白术散合透升之品。

党 参 10克	茯 苓 10克	白 术 10克	山 药 12克
葛 根 10克	桔 梗 10克	六 曲 6克	麦 芽 6克
荷 蒂 9克	5付		

四诊：1998年3月23日。

患儿大便转实，口略渴，身热已彻，饮食有进，苔净舌润，疳热似已得清，脾运已转。以六君子清养善后。

党 参 10克	珠儿参 10克	白 术 10克	茯 苓 10克
佛 手 6克	山 药 12克	麦 冬 12克	知 母 10克
白 薇 10克	谷麦芽 各10克	扁豆衣 10克	甘 草 3克 5付

按：首诊治以除疳积，清虚热，选柴胡、青蒿、黄芩和解少阳、清肝胆，既可清理余邪，又可泄疳热，是为上品；黄芩、白术、甘

草、太子参有四君子之意，调和脾胃以扶正气；太子参、石斛、知母，益气阴，清热且不碍湿；用枳实炭、白术、山楂、鹤虱，消积杀虫理泻，加马齿苋清肠杀菌；再加滑石与甘草（六一散），乃为分利（利小便）之法；荷叶升清降浊以止泻。

二诊，以西洋参、珠儿参、太子参合用以育阴、养阴、滋阴。银柴胡、青蒿、白薇为清虚热要药，银柴胡无柴胡升散之性，有益阴之功。凡苦寒药多与胃家不利，独青蒿芳香袭脾，不犯冲和之气；白薇入胃经，禀大地之阴气而生，二者合用，升清气，泄血热，清虚火。生地、玉竹养阴理脾，谷芽、鸡内金消食健脾，故去鹤虱。

三诊，出现泄泻，究其因而药之。一为余热有外泄之势，二为饮食不节，脾气不振。清虚热之品选用升散解热之葛根、桔梗，二者性升而止泻；合扁豆衣、怀山药、白术、党参、茯苓（参苓白术散）、六曲、荷蒂、麦芽和解消积，乃升散退热与健脾止泻之法合用。

四诊，大便转实，身热已退，证实余热外泄，脾运始转，当以健脾扶正，续清余邪。四君子合知母、白薇及消导药，殊合病机，庶图康复。

目 疾 案

🌀 目疾案（视网膜剥离术后）

杨某，女，33岁。初诊：1985年9月24日。

患者因目疾曾在五官科医院作视网膜剥离手术，效果不甚理想，右眼失明，左目略显光影，并伴眩晕、头痛之症，苔薄，脉细弦。目疾重症，思亮不遂，情志怫郁，肝阳上扰，心神不宁。前投汤药，诸症改善。今从长计议，更作散剂。予以清泄养心明目法治之。

羚羊粉 0.6克	天　麻 9克	琥珀屑 6克	玳瑁片 6克
连翘心 12克	带心川贝 9克	带心玄参 12克	石　蟹 9克
丹　皮 9克	赤　芍 9克	生　地 12克	密蒙花 9克
蕤　仁 9克	枳　壳 6克	小青皮 9克	五味子 9克
木贼草 9克	白菊花 9克		

上方5付，共研细末。每日早晚各一匙，用温开水冲服。

按：肝开窍于目，目疾重症，肝气肝血必虚，加之思亮不遂，情志抑郁，肝气不畅，郁而化热，母病及子，心火必旺，心肝之火上扰清窍，则眩晕头痛，心神不宁。汤者，荡也，药力猛，功效显著，今诸症改善。然上亢之心火肝阳未得尽平，怫郁之肝气未得尽疏，故药用羚羊角粉、天麻、琥珀、玳瑁、石蟹、连翘心、带心川贝、带心玄参平肝阳、清心火；心主血，肝藏血，心肝火旺，则血热心神不宁，故用丹皮、赤芍、生地清热凉血；枳壳、青皮疏肝理气；密蒙花、蕤仁、木贼草、白菊花散热明目；五味子收敛心气而利目，以散剂缓缓图功。

白血病案

白血病案一

施某，女，39岁。初诊：2001年5月28日。

患者因患急性白血病曾于2000年12月13日住某市级医院治疗，口服强的松5毫克，4～5次/日，现已停用激素2周。今来门诊，诉其每日下午发热，体温37.5℃～37.7℃，纳谷较差，夜间少寐，大便日行1～2次，质软，伴腹疼，苔薄，脉细数。长期发热不彻，热损内脏，骨蒸潮热，入虚损劳瘵之途。治宜疗损解热。

银柴胡 10克	鳖 甲 10克	秦 艽 10克	青 蒿 10克
知 母 10克	泽 泻 10克	黄 芪 10克	茯 苓 10克
薏苡仁 15克	白 术 10克	扁豆衣 10克	山 药 10克
芡 实 10克	桔 梗 10克	龙 骨 30克	牡 蛎 30克
鸡内金炭 10克	蔷薇花 10克	7剂	

二诊：2001年6月11日。

患者服药之后尚能应效，发热渐清，胃纳不佳。今血常规检查示：白细胞$6.5×10^9$/升，红细胞$4.0×10^{12}$/升，红细胞沉降率44毫米/小时。病属重症，一时难以康复。

原方加功劳叶10克，仙鹤草10克。14剂。

此后病员多次复诊，方药随证加减，并常加用山慈菇、铁树叶等抗癌中草药。经辨病与辨证相结合治疗，病情日趋好转。12月3日复查，血沉已降至7毫米/小时，其余指标均正常。

按： 白血病属中医虚劳、血证等范畴。白血病缘于正气虚弱，导致温毒病邪外袭，直犯营血。此案以阴虚为主，伴有发热长期不退、骨蒸潮热之症，因而采用滋阴清热药为主。方选秦艽鳖甲散加减，方中用秦艽、青蒿、银柴胡清热除蒸；鳖甲、知母滋阴清热；山药、扁豆衣、芡实、黄芪、白术和薏苡仁健脾补虚，以资生化之源，扶正祛邪。二诊加入功劳叶和仙鹤草，滋阴扶正，扶助正气。正气来复，方能进一步祛邪，故此后复诊时加用山慈菇、铁树叶等祛邪抗癌药物，使毒邪去、正气生。

～ 白血病案二

刘某，男，55岁。初诊：2001年12月31日。

患者于2001年1月16日因白血病住院治疗，诊断为慢性粒细胞性白血病。现头晕时作，记忆尚健，口苦且干，心情烦躁，脘腹作胀，纳谷不香，易出汗，舌苔薄质暗，脉细。血常规检查：白细胞$29.1×10^9$/升，血小板$8.19×10^9$/升，红细胞$3.34×10^{12}$/升。证属劳损心脾，温毒之邪乘虚而入，热入营分。治当清营泄热，予清营汤合栀子豉汤加减。

水牛角 15克	生　地 15克	丹　皮 10克	赤　芍 10克
金银花 12克	连　翘 12克	豆　豉 12克	栀　子 15克
紫　草 30克	蒲公英 30克	白　术 15克	生黄芪 15克
茯　苓 15克	薏苡仁 30克	碧玉散 30(包)克	焦山楂 10克
焦六曲 10克	谷麦芽 各30克	14付	

二诊：2002年1月28日。

患者头晕，鼻塞流涕，大便次多质软，脉濡数。再拟原方14剂。患者经治疗后，白细胞一度降至$5×10^9$/升，病情得到缓解。

按：此案属慢性粒细胞白血病急性病变的证候，伴有烦躁、口干且苦等症，为温热病邪入营之证，遵循"入营犹可透热转气"的治则，用清营汤合栀子豉汤加减。方中用水牛角代犀角，丹皮、赤芍、紫草与生地合用，清热解毒凉血；用栀子豉汤加金银花、连翘、蒲公英，既有透热转气的功效，又增加了清热解毒的作用；生黄芪、茯苓、薏苡仁健脾助运；用焦楂曲、谷芽、麦芽和胃消导，以免清热之品碍胃；碧玉散清热利湿，使邪有出路。

第四章

膏方

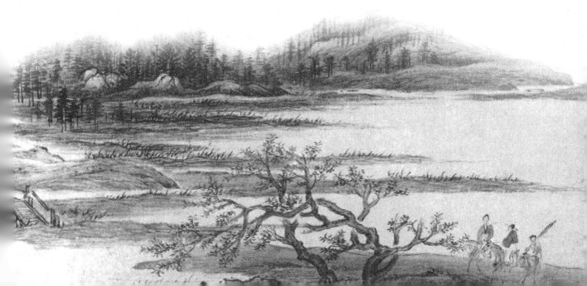

心脾两亏

心脾两亏案一

王某，女，45岁，工人。

1984年12月4日初诊并拟方。患者咳逆喘息4年，每遇深秋初冬发作，咳甚则胸胁隐痛及遗尿，面色潮红，流泪，咽头干痒，少寐神衰，舌薄红，脉沉细弦。患者年近经绝之龄，肺肾肃纳无权。为防治计，治宜肃养肺气，补益肾元。

南北沙参 各120克	茯 神 120克	炙马兜铃 120克	白 术 120克
橘皮络 各45克	甜杏仁 60克	瓜蒌皮 60克	天竺子 60克
腊梅花 60克	野百合 120克	知贝母 各90克	玉 竹 120克
天麦冬 各90克	白 芍 120克	当 归 120克	女贞子 120克
续 断 60克	桑寄生 120克	覆盆子 60克	潼蒺藜 90克
绿萼梅 60克	炙苏子 90克	枳 壳 45克	

上药煎3次取浓汁。另加阿胶120克（酒化），黄明胶240克（酒化），冰糖1斤，蜂蜜半斤，收膏。每日早晚各服一匙，用开水冲服。

按：方中补肺汤加百合二母汤合沙参麦冬汤滋养肺阴，患者久病肺虚，伤及气阴，以补肺汤补之。阿胶补血、滋阴润肺，马兜铃清肺降气，止咳平喘。合沙参麦冬汤清养肺胃，生津润燥。患者每逢秋冬季发病，燥伤肺胃阴分，津液亏损，故见咽干痒，口渴，干咳痰少而黏，用沙参、麦冬以增强其润燥生津之功。患者面色潮红，少寐神衰，脉细数，舌红而少苔，此乃阴伤虚热内生，虚火上炎而致，故合用百合二母汤清虚热，安心神。今病人年值经绝之龄，肾元本亏，加之久病喘嗽，甚则遗尿，此肺肾同病，肃纳无权，故加入女贞子、续断、桑寄生、覆盆子、潼蒺藜等一派补肾纳气、固元之品，冀其病除，进入健康之道。

心脾两亏案二

王某，女，59岁，家庭妇女。

1984年12月25日诊治并拟方调治。心主血脉，藏神，脾司统运，主肌肉。患者由于早年产育过多，晚年又行胆囊手术，致气血失调而心脾两亏，心血不足，神不安舍，脉道失和。症见眩晕脑转，心悸怔忡，但寝不寐，四肢麻木，脾气虚衰，营不布达，呈现筋惕肉瞤，形寒畏冷，大便溏薄，诸症属虚。拟补益疗虚之剂，使气血盈和，心脾统养，则健康可达。

党　参150克	黄　芪150克	当　归90克	茯　神90克
酸枣仁60克	远　志60克	木　香60克	龙眼肉120克
山　药90克	白　术90克	白扁豆60克	芡　实90克
生熟地各90克	白　芍90克	甘　草90克	贝　齿90克
玉　竹90克	肉豆蔻90克	木　瓜60克	蚕　砂90克
枸杞子90克	潼蒺藜90克	稽豆衣60克	龙骨齿各60克
丹　参120克	续　断90克	川　芎60克	怀牛膝120克

上药煎3次取浓汁，另加清阿胶120克，黄明胶240克，冰糖2斤，收膏。每日早晚各一匙，用开水冲服。

按：本案乃心脾两亏之证。患者因产育过多、胆囊手术等耗损气血，症见心悸怔忡、不寐、眩晕、四肢麻木、形寒便溏等，乃心血不足，脾失统养，故以归脾汤、八珍汤为主调补。脾虚不布而见筋惕肉瞤，以芍药甘草汤合木瓜酸甘缓急。心悸、不寐、便溏为心脾不足之候，以川芎、当归、酸枣仁、远志、茯神（乃养心汤之方药）养心血，安心神。白术、肉豆蔻、木瓜、蚕砂实脾止泻。诸方合用，以达益气养血相融、养心益脾并进之效。诸药使气血盈实，心脾司统养之权而复健。

肺肾两虚

郭某，男，66岁，退休工人。

1984年12月18日初诊并拟方。患者禀素衰弱，二八之年即罹骨痨，形成佝偻，呈鸡胸龟背，经常咳嗽气怯。50岁因疝气及静脉曲张行手术，又在花甲之年时因胃出血施行胃切除术。今呈咳嗽，鼻衄，颈眩心悸，怔忡少寐，小溲频繁失控，苔腻，脉濡。患者先天不足，后天失养，加之劳倦，气营被损，肺肾俱亏，心神被扰。时入冬令，朔风已起，大剂膏方调治正当时，予以益气养营、调补肺肾法。

潞党参 150克	绵黄芪 150克	生熟地 各90克	砂 仁 30克
粉归身 90克	白 术 120克	枳 壳 60克	茯苓神 各90克
怀山药 90克	北沙参 90克	玫瑰花 30克	玉 竹 120克
甜杏仁 90克	蒸百部 90克	桑螵蛸 120克	肉苁蓉 90克
金锁阳 90克	天门冬 60克	淫羊藿 90克	金铃子 60克
枸杞子 90克	石 斛 90克	肉豆蔻 90克	玄 参 120克
野百合 90克	甘 草 60克	续 断 120克	

上药煎3次取浓汁，另加黄明胶240克（酒化），阿胶120克（酒化），冰糖2斤，收膏。每日早晚各一匙，用开水冲服。

按：患者自幼患骨痨，鸡胸龟背，腰脊受损，先天亏虚，中医有"肾主骨生髓"之论，故骨痨常为肾亏水竭之征。综合前因，患者先天不足，又屡次病患，屡动手术，体元何以康复？久病及肺，乃子盗母气，见咳嗽、鼻衄反复出现。患者今欲入古稀之年，理应大补元气，故用党参、黄芪、茯苓、白术、当归等养五脏，补气血；加之大剂滋阴补肺之品，如沙参、玄参、玉竹、杏仁、百部、百合、天门冬等补母生子，金水相生而使疾病向愈。再以补肾之二地、枸杞子、续断、淫羊藿、锁阳、肉苁蓉等，以图固肾益元，阴阳双补。

眩　晕

❧ 眩晕案一

胡某，男，60岁，服务员。

1984年12月29日诊治并拟方。患者年正花甲，肾气不布，脏腑失养，精不敛纳，久之肾阴肾阳失调，阴虚则相火充斥，阳衰则温煦不足。症见头脑眩晕，夜梦纷纭，遗泄尿频，余沥不尽，形寒畏冷，腰酸重累，骨节疼痛。患者素有高血压、气管炎及腰椎肥大等病证。拟以大补肾元、益精强腰、兼及肝肺二经之品，防治衰老，祛病延年。

生熟地 各120克	脐　带 20条	蚕　茧 30枚	肉苁蓉 120克
续　断 120克	狗　脊 120克	鹿角片 120克	威灵仙 90克
山萸肉 120克	锁　阳 90克	芡　实 90克	怀山药 120克
五加皮 90克	桑寄生 90克	蚕　砂 60克	秦　艽 90克
枸杞子 120克	茯　苓 90克	石莲肉 90克	野百合 90克
覆盆子 90克	北沙参 120克	甜杏仁 90克	款冬花 90克
川楝子 60克	青　皮 60克	甘　草 60克	知　母 90克

上药煎3次取浓汁，另加黄明胶240克，阿胶120克，龙眼肉120克，胡桃肉90克，冰糖2斤，收膏。每日早晚各一匙，用开水冲服。

按：《黄帝内经·上古天真论》云："今五脏皆衰，筋骨解堕，天癸尽矣，故发鬓白，身体重，步行不正。"先天之本为肾，肾气衰则五脏皆衰，头脑眩晕而夜梦纷纭。肾之阴阳失调，相火充斥，温煦不足，则头眩而遗泄余沥不尽，畏冷骨节疼痛。患者今正值花甲之年，虚衰证象毕现，故用大补元阴元阳之品，以祛病延年。药用生熟地、脐带、肉苁蓉、续断、鹿角片、山萸肉、锁阳、狗脊、知母等大剂补肾填精泻火之品，补骨生髓，益精强腰。五加皮、桑寄生、蚕砂、秦艽活血舒经。另加枸杞子、川楝子、茯苓、莲子肉、百合、北沙参、杏仁、款冬花平肝养肝益肺。以覆盆子益气，青皮理气，使滋补而不碍气。全方肾、肝、肺三脏兼调，使阴阳平衡，筋脉得以濡养而体健延年。

眩晕案二

贾某，男，44岁，教师。

1984年12月22日诊治并拟方。患者今年四十有余，阴气自半而衰，见眩晕，记忆力减退，腰背酸痛，四肢不温，罹患肝炎，肝脏肿大，时胁胀，纳差，苔薄，脉细小弦。患者为教师，劳倦思虑，肾阴被耗，肝木失涵，酿为斯证。今入冬季，拟乙癸同治法以膏方予之。

生熟地 各120克	山茱萸 90克	制黄精 90克	枸杞子 90克
丹 皮 45克	白 芍 60克	潼蒺藜 90克	肉苁蓉 90克
玉 竹 120克	党 参 150克	白 术 90克	甘 草 60克
黄 芪 150克	青陈皮 各60克	茯 神 90克	山 药 90克
川楝子 120克	锁 阳 120克	延胡索 90克	郁 金 90克
肉豆蔻 45克	当 归 120克	石 斛 120克	钩 藤 60克

上药煎3次取浓汁。另加黄明胶240克（酒化），阿胶120克（酒化），龙眼肉120克，胡桃肉90克，冰糖2斤。收膏，瓷器储藏。每日清晨及临睡时服一匙，用开水冲服。

按：患者眩晕、腰痛，证属水亏阳亢之象。盖肝体阴用阳，肾为男子之先天，精盈水满，肝血得其柔养，若水不涵木则肝病起矣。为弥补肝肾不足，以地黄丸加减、一贯煎化裁，补肾养精，滋水涵木，柔益肝血，以调体用。健脾行气之青皮、陈皮、肉豆蔻、郁金，以防膏滋之滋腻，亦醒胃运脾以调后，使体魄壮强，永葆青春。

眩晕案三

徐某，女，78岁，家庭妇女。

1985年1月10日诊治并拟方调理。患者年逾七旬，呈现头晕目眩，气怯心悸，肢麻畏冷，食少，纳谷不馨，大便干结等症。证属脾虚营卫失养，心气不足。拟调脾胃助运化之剂，以资后天之本，促进生化之源。

党　参 150克	白　术 120克	茯　苓 90克	甘　草 60克
陈　皮 60克	木　香 90克	枳　壳 60克	鸡内金 120克
当　归 120克	石　斛 120克	穞豆衣 90克	山楂肉 120克
黄　芪 120克	鹿角片 90克	生熟地 各90克	天麦冬 各60克
枸杞子 20克	灵芝草 90克	天　麻 60克	玉　竹 120克
续　断 120克	肉苁蓉 120克	北沙参 90克	

上药煎3次取浓汁，另加阿胶120克，黄明胶240克，龙眼肉120克，胡桃肉60克，玫瑰花60克，冰糖一斤半，饴糖半斤，收膏。每日早晚各一匙，用开水冲服。

按：人身以脾胃为后天之本，胃为水谷之海，脾乃生化之源，脾胃者仓廪之官，变化则能出焉。人生赖以饮食，经过消化与吸收，则化生精微，输布气血，灌溉百骸，并弃其糟粕，将废物排出体外，则生身可养而寿。患者平素饮食不多，其食物来源不足，何能化为精华耶！然而气营匮乏，不能供养全身，故见头晕肢冷、便干等症。方用四君子汤、归脾汤合左归丸补心、脾、肾，加山楂肉、鸡内金、肉苁蓉助消化，润肠道而疗便秘。人之精、气、神为三宝。庶使为养，以期长寿。

中 风

谢某，男，71岁，退休教师。

1984年12月2日诊治并拟方调理。患者6年前曾患中风而成截瘫，两足萎弱无力，走行时难以起步，履不任地，腰以下寒冷不温，有腿脚抽筋、纳呆等症。患者年届古稀，身缠顽疾，气营不足，肝肾失养，风气未净，络道失濡，经隧不利而成痿痹之证。今已入冬令，拟益气调营、温养利络之剂予以调治。

党 参120克	黄 芪120克	白 术120克	茯 神90克
怀牛膝120克	北沙参90克	野百合90克	天麦冬各90克
生熟地各90克	何首乌90克	玉 竹90克	制黄精90克
肉苁蓉90克	锁 阳90克	制大黄45克	当 归120克
白 芍60克	川 芎60克	续 断120克	鹿角片120克
千年健90克	威灵仙90克	乌梢蛇90克	地 龙60克
猪蹄筋120克	五加皮90克	杜 仲90克	狗 脊90克
桑寄生90克	杏桃仁各60克		

上药煎3次取浓汁，另加黄明胶240克（酒化），清阿胶120克（酒化），鸡血藤胶120克，龙眼肉120克，胡桃肉120克，冰糖2斤，收膏。每日清晨及临睡时服一匙，用开水冲服。

按：本例中风截瘫系痿痹之证。痿痹与五脏有关。脉道虚则胫纵而不任地，筋膜失濡则筋急而挛，肌肉不仁，腰背不举，骨枯而髓减，可见金少水亏，气津两败，土木不涵，血之统藏失养，五脏之虚所成。遵古法治痿独取阳明。盖阳明者，胃也，为多气多血之海，主润宗筋，束利机关也。方以党参、黄芪、茯苓、白术健脾；以沙参、玉竹、百合、天冬、麦冬补肺；熟地、生地、锁阳、杜仲、续断等补肾；辅之地龙、乌梢蛇、桑寄生、千年健、猪蹄筋、五加皮等通经活络，舒筋解痉，使阳明得养，气营布展，灌溉百骸，清肺治节，补肾养髓，五脏俱兴，以期康复长寿。

心　悸

方某，男，68岁，退休教师。

1984年12月25日诊治并拟方调治。患者心中恍惚，怔忡惊悸，胸闷窒塞，心前区隐痛，胃脘胀满，泛吐清水，腰膝寒冷，夜尿频繁，经常头晕，晕甚则昏仆。十余年来，患者连续患病，经检查诊断为冠心病、胃窦炎（上消化道出血）。屡次住院。长期以来，患者因病致虚，探其原因，由于心血虚，神气失守，神去则舍空，舍空则郁而停痰，痰居心舍，此惊悸之肇端也。既有停痰，是为脾胃消运升降无权，不能转输精微，气营不展而为眩晕，呕吐清水，便血，便溏。久则生化无源，阳气内虚，精关失控，膀胱不约为尿频。诸症均由虚怯而来，当予大剂补气培元，养血调心，升清降浊，则脾胃自和，补精固胛，以敛纳肾气。时值冬令蛰封之期，膏滋进补，以补益祛病延年，身体康泰。

红参须 100克	肉 桂 45克	玉 竹 90克	山茱萸 90克
灵芝草 90克	蚕 茧 30枚	黄 芪 150克	山 药 90克
鹿角片 90克	生熟地 各90克	炙甘草 90克	白扁豆 90克
莲 子 90克	桑螵蛸 60克	脐 带 20条	吴茱萸 30克
全当归 90克	肉豆蔻 90克	覆盆子 90克	酸枣仁 60克
白芍术 各90克	柴 胡 30克	炮姜炭 45克	龙眼肉 120克
降檀香 各30克	茯苓神 各90克	木 香 45克	远 志 45克
龙骨齿 各90克	生牡蛎 90克		

上药煎3次取浓汁，加入黄明胶240克，清阿胶120克，砂仁30克，冰糖2斤，收膏。每日早晚各一匙，用开水冲服。

按：丹溪论惊悸怔忡"责之虚与痰"。病者反复消化道出血，心脉空虚而停痰，以致心神不能安舍，乃惊悸肇始；脾胃升降失职，运化无权，碍于生化，以致肾元不足，病入虚怯之途。病情杂乱，但方师缕析清晰，分列上、中焦投药，补虚而调脏腑功能，以益气温阳、养心健脾、益肾膏方培补，使阳生阴长，则邪可自去，提升机体祛病能力，神旺形壮，达强体益寿之效。

肠 胃 炎

庄某，女，61岁，退休教师。

1984年12月27日诊治并拟方调理。患者早年产育过多，生男育女，哺育期间加以辛劳，致机体内在气血损伤，外感风寒，久而久之，体质耗损，产生心悸怔忡、夜不安寐、胃脘不适等症。近期又罹患胃窦炎及天明肠鸣腹泻（结肠炎）之患。综观病证，审其原因，总因五脏之虚，责其关键在脾。脾主统血，既能化生精微而为气血生化之源，但病程过长，它脏乘之，如肾气温煦不足，五更泻作矣。再如木气有余犯中土，则为胃脘痛（胃窦炎）。今当培运中土以补后天之本。

黄 芪 150克	党 参 120克	白 术 120克	白茯苓 90克
白扁豆 90克	肉豆蔻 90克	炮 姜 90克	清炙草 60克
山茱萸 60克	枸杞子 90克	北沙参 60克	桔 梗 45克
防 风 45克	当 归 90克	白 芍 60克	炒酸枣仁 60克
煅代赭石 120克	刺猬皮 120克	白螺蛳壳 120克	荜澄茄 90克
红豆蔻 60克	川楝子 120克	延胡索 90克	脐 带 30条

上药煎3次取浓汁，另加陈阿胶120克，黄明胶240克，龙眼肉120克，冰糖一斤半，收膏。每日早晚各一匙，用开水冲服。

按：患者早年产育劳顿，耗伤气血，损及脏气，肾气不温，木气有余，脾土被乘而不胜生化之职，以致花甲之年罹患胃炎、肠炎，而见胃痛、五更泻、心悸不寐等症。审证求因，关键在脾，脾为后天之本，司生化而养形骸，化精微以养正。培运中土，乃纲举目张之法。方中以参苓白术散、理中汤为主方，合痛泻要方、金铃子散等方药，健中土，安中宫。玉屏风散固表。煅代赭石镇纳厥气，与白螺蛳壳收敛止酸，有收敛胃炎溃疡面之作用；刺猬皮剔胃络之积；荜澄茄理气止痛，四药乃辨病用药，亦是方师治胃病喜用之品。此方建中培土滋生化之源，以补后天之不逮。

腹　泻

郑某，女，56岁，家庭妇女。

1984年12月18日诊治并调理。患者头晕，心悸，怔忡，躁烦恍惚不宁，脘腹痞胀，少食，便下清溏不实，神倦肢软困惫，苔薄质嫩，脉象沉细。证属心脾亏损。追踪以往病史，得知怀第二胎时患有腹泻症，且由胎前延及产后。之后，经常腹泻，并哺育多年，几年后天癸竭。乃产育损及心脾，冬至降临，拟大剂膏方调治。

党　参 150克	黄　芪 150克	山　药 90克	肉豆蔻 90克
芡　实 20克	白茯苓 120克	肉　桂 30克	炮姜炭 60克
甘　草 60克	莲　子 120克	枳　壳 45克	白　术 90克
白扁豆 90克	升　麻 45克	桔　梗 45克	淫羊藿 90克
生熟地 各90克	砂　仁 30克	覆盆子 90克	丹　参 90克
枸杞子 90克	龙眼肉 120克	木　香 45克	泽　泻 60克
龙齿骨 各90克	钩　藤 90克	怀牛膝 120克	

上药煎3次取浓汁，另加黄明胶240克（酒化），清阿胶120克（酒化），冰糖2斤，收膏。每日早晚各一匙，用开水冲服。

按：眩晕之证，病因病机多样，今患者神疲肢软、便溏少食乃因虚致眩。又腹泻一证，自二胎前后延及多年，由此可知脾胃健运失司，阴阳失调，太阴升举无能，奇经八脉不荣。为防治计，拟大剂培益心脾，调胃和中，以助后天气血之源，故用参苓白术散合补中益气汤方，加之丹参、龙齿、龙骨、覆盆子、生地、熟地等养心固肾之品，兼调心脾以助气营，庶使虚弱弥坚，则康复可望。

五更泻

朱某，男，45岁，职工。

1984年12月1日诊治并拟定此方。患者自幼疾病丛生，罹疳病，患肾病。至弱冠，又患腹膜穿孔而行手术，元气大伤，致发育不佳。成家后，肾强无能，阳痿早泄，加之五更泄泻，腰背酸痛，寒冷溶溶如坐水中，出现毛发脱落等未老先衰之象。此乃釜底无火，大虚之象，可知其先天不足，后天失养。时值冬令蛰封之期，进以补阴补阳之品。以补先天、后天不足，期以体元康复，而达南山之寿。

生熟地 各90克	附 子 60克	肉 桂 30克	脐 带 20条
枸杞子 90克	肉苁蓉 90克	丹 参 90克	胡芦巴 60克
锁 阳 90克	石楠叶 60克	巴戟天 60克	鹿角片 90克
山 药 90克	芡 实 90克	石莲肉 90克	小茴香 45克
白 术 90克	枳 壳 30克	制香附 60克	石菖蒲 45克
茯 苓 90克	覆盆子 90克	阳起石 120克	紫石英 120克
肉豆蔻 60克	续 断 60克	蚕 茧 30枚	甘 草 60克

上药煎3次取浓汁，加黄明胶240克（酒化），阿胶120克（酒化），冰糖2斤，收膏。每日清晨及卧睡时各服一匙，用开水冲服。

按：患者禀赋不足，幼年又罹患多种病证，大伤元气。今年近半百，阳气自半，阳痿早泄，作强无能，五更泄泻，身疼，毛发脱落，乃命门大衰，真阳不足，似入怯途。乃以景岳右归丸、赞育丹为基本方，温补下元；并入白术、莲子肉、芡实、茯苓、肉豆蔻健脾固涩止泻；配养血滋阴之生地、熟地、枸杞子、怀山药，以达阴阳相济目的，即所谓"善补阳者，必于阴中求阳"，"阳得阴助而生化无穷"，期以再造肾元，虚以弥坚，以期康复。

肠　疝

吴某，女，73岁，退休工人。

1984年12月8日诊治并拟方调理。患者古稀之年，气血早亏，脾胃为气血生化之源。心主血而藏神，脾主统血以调营。患者早年血崩，血虚气随之而衰，气血不能相贯而相乘，以致神不安舍，造成心悸惊恐以及肠疝坠胀等症。久之营血气津不足，呈现口渴咽干，喉间似有物梗阻，发际银屑丛生，舌薄红，中见裂纹，脉沉细弱。今从心脾看手，兼以清营热。以膏滋代煎，图收缓功。

党　参 120克	生熟地 各90克	当　归 90克	黄　芪 120克
玉　竹 60克	山　药 60克	白茯苓 60克	制黄精 60克
赤　芍 45克	丹　皮 40克	甘　草 45克	天花粉 60克
丹　参 60克	黑芝麻 60克	地肤子 45克	盐水炒黄柏 45克
山茱萸 90克	熟女贞子 60克	枸杞子 60克	荔枝核 45克
知　母 45克	柏子仁 60克	煅龙骨 60克	生牡蛎 60克
南北沙参 各90克	川楝子 45克	升　麻 30克	白　术 90克
枳　壳 30克			

上药水煎3次取浓汁。另加清阿胶120克，黄明胶120克，冰糖2斤，收膏。每日早晚各一匙，用开水冲服。

按：患者早年经事崩下，气血耗损，营分不足，变生心悸惊恐、肠疝坠胀等症。久而营血气津均亏，少阴经脉不润咽喉，营分不清，而见咽干如梗，发际银屑丛生。患者年已古稀，气血半衰，营阴并热，证象虚实错杂，治疗从心脾着手，以调气血，养营兼以清营。以四物、四君为主药；知柏地黄丸滋水清热；龙骨牡蛎汤安神宁心；赤芍、丹皮、黑芝麻、地肤子凉营；荔枝核、川楝子、升麻、枳壳疗肠疝坠胀。膏方补中有泻，培本治标。

胁 痛

魏某，女，58岁。

1984年12月22日诊治并拟方调理。患者年已花甲，肝郁条达失职，则胆汁反溢，是为肝胆同病，早期有胁痛，肩背牵引而作，为胆囊炎、胆石症疾患。近年来，咳嗽、咯血后经常有血迹，此乃肝气有余，逆犯肺金。平素腰酸背痛，腿膝作痛，头晕心慌等，而形体日益消瘦，体质虚损。拟大剂膏滋防治，望情怀乐观，精神乃治，以入康健之道。

北沙参90克	枸杞子90克	海蛤壳120克	川楝子120克
天麦冬各60克	茯苓90克	白术90克	黄芪120克
生熟地各90克	野百合90克	鸡内金90克	金钱草120克
威灵仙90克	川芎60克	旋覆花梗各90克	怀牛膝90克
续断120克	款冬花120克	瓜蒌皮根各90克	丹党参各150克
肉苁蓉90克	酸枣仁90克	杜仲（盐水炒）90克	

上药煎3次取浓汁，加陈阿胶120克，黄明胶240克，龙眼肉120克，胡桃肉90克，冰糖2斤，收膏。早晚各一匙，用开水冲服。

按：此案患者乃脏腑功能失调，肝木失之调达，肝气逆犯肺金，肺气失调，肺络被损，以致时作咳嗽、咯血，久而损及阴阳，累及心肾。方中以一贯煎柔肝；沙参、百合、款冬花、天花粉清润肺金；旋覆花梗降气而令血宁；四君子合杜仲、川断、肉苁蓉、胡桃肉、阿胶、黄明胶、酸枣仁补心肾而调脾胃。是以实下清上之法，补治同举，而收清肝养肺宁络之功。

臌　胀

邬某，女，69岁，退休工人。

1984年12月27日诊治并拟方调理。患者患肝病3年，脘腹痞胀如鼓，痞气攻撑及胁肋，咳嗽呼吸不顺，夜汗齐颈，面黄形秽，苔薄质淡，脉沉细。患者早年情志不舒，肝气郁结，胀气并感劳倦，神疲乏力。此证虚实夹杂，当以健中疏肝、扶正祛积法寓膏方中调治。

红白参须 各50克	白　术 120克	黄　芪 120克	白茯苓 90克
银柴胡 90克	川楝子 120克	北沙参 90克	石　斛 60克
丹　参 120克	当　归 60克	天麦冬 各60克	枸杞子 90克
菊　花 120克	紫花地丁 180克	丹　皮 90克	山　楂 120克
续　断 90克	川怀牛膝 各90克	肉苁蓉 90克	杜　仲 90克
青　皮 90克	枸　橘 90克	通　草 60克	泽　泻 90克
连翘壳 120克	赤小豆 180克	鸡内金 120克	郁　金 120克

上药煎3次取浓汁，加入清阿胶120克，黄明胶240克，桂圆肉120克，玫瑰花30克，冰糖2斤，收膏。每日早晚各一匙，用开水冲服。

按：病家患肝病多年，先由情志不舒，后伤及气血，失于协调，隧道阻塞，血裹于水，水聚血凝，气不条达而成胀气，久病真元耗损。拟四君子汤、补肾汤疗虚调气补真元；一贯煎、柴胡疏肝散行气柔肝；麻黄连翘赤小豆汤去麻黄解表药，用其方之理，此乃和血利水之剂，故能消痞胀，治积水，通畅气机。因煎药不便，乃以膏滋代煎同治，以收事半功倍之效。

肾结石

何某，男，32岁，干部。

1984年12月1日诊治并拟方调理。男子以肾为先天，精液盈满，伎巧出焉。患者在童年时遗尿床笫，并有脊柱脓肿之症。9岁时，复加外伤，肾尻部受挫。现正值三十而立之年，常有眩晕脑转不已，记忆力减退，肢腿软弱。曾见血尿，经检有尿路及肾结石之症。此乃肾气衰损，精髓不充，相火与湿相结，酿为结石。为防治计，拟以补肾养髓并以化石之品，收事半功倍之效。

生熟地 各120克	丹 皮 120克	天 麻 45克	枸杞子 90克
玉 竹 120克	续 断 120克	何首乌 90克	女贞子 90克
天麦冬 各90克	当 归 90克	补骨脂 90克	白 芍 60克
金钱草 120克	鸡内金 90克	海金砂 90克	冬葵子 90克
泽 泻 45克	柏子仁 60克	甘 草 60克	川怀牛膝 各45克
茯 神 90克	白 术 90克	薏苡仁 60克	枳 壳 90克

上药煎3次取浓汁，另加黄明胶240克（酒化），清阿胶120克（酒化），冰糖1斤，蜂蜜半斤，收膏。每日早晚各服一匙，用开水冲服。

按：患者自幼虚羸，又伤及腰脊，先天之本受损，其脊柱脓疡多乃热毒内陷之证，因虚为先，久之化热成脓，加之腰尻外伤，瘀血内滞，热瘀内结，久而伤阴，肾阴不足，相火妄动，与湿相搏，上而为眩晕脑转，下而为石结血尿。治宜滋水涵木以治眩，清利湿热以化石。方中生地、熟地、天冬、麦冬、玉竹、女贞子、枸杞子、何首乌共用，滋阴而益肾精，辅以金钱草、鸡内金、海金砂、冬葵子等清热化石之品，收事半功倍之效。另加活血、健脾、补肾、化湿、行气之品，加强肝、脾、肾同调之功。庶收补益之效。

尿　频

曹某，男，61岁，退休工人。

1984年12月23日诊治并拟方调理。患者头晕恶寒畏冷，四肢抽搐，腰痛背酸，两膝冰冷，小溲频繁，难从约束，夜不安寝，心悸脘胀。曾在两年前患鼻咽癌（经过手术），1984年3月胃肠检查为胃窦炎。辨证：患者花甲之年，精气日衰，诸症丛起。盖精藏于肾，肾气不得敷布，则关格不利，膀胱失约。遵经训，精不足者补之以味，形不足者温之以气，以增添元气，乃图天年。

生熟地 各120克	鹿角片 90克	制黄精 90克	枸杞子 90克
肉苁蓉 90克	锁　阳 90克	黄　芪 150克	玉　竹 120克
红参须 90克	灵芝草 60克	蚕　茧 30枚	脐　带 20条
当　归 90克	肉　桂 30克	覆盆子 90克	淡　菜 120克
茯苓神 各90克	白　术 90克	山　药 90克	甘　草 60克
丹党参 各120克	何首乌 90克	木　香 60克	龙眼肉 120克
石　斛 90克	川楝子 120克	延胡索 90克	肉豆蔻 45克

上药煎3次取汁，另加黄明胶240克，阿胶120克，金樱子膏1000克，冰糖750克，收膏。每日清晨及临睡时服一匙，用开水冲服。

按：患者年届花甲，脏气日趋不足，又因鼻咽癌手术劫杀气血阴阳，精气不足，元阳亏虚，无以自养形骸，诸症丛生。病损五脏，虚而不复。方师设法温补，重在调治脾肾，援引河车大造丸、右归饮之意，投鹿角、脐带、淡菜、阿胶填精补之以味；肉桂温中宫、助元阳以利气化；合金樱子散助膀胱之约而利关格；四君子汤、金铃子散合木香、肉豆蔻益气和胃，以安神而滋生化，使脾土逐健，精气来复，冀再造真元而图天年。

遗 尿

沈某，男，65岁，退休工人。

1984年12月8日诊治并拟方调理。患者年逾花甲，精气自衰，阴不维阳，阳不系阴，阴阳失调，皆由肾虚所致。症见心悸恍惚，夜尿频繁难以控制，甚至遗溺于衣裤，腰冷形寒，肢腿软弱等症。曾有咳嗽之疾，今值冬令蛰封之期，药以滋补心肾，调理肺金。

生熟地 各90克	远 志 60克	何首乌 60克	肉苁蓉 60克
生晒参（另煎汁取）50克	黄 芪 120克	山 药 60克	
锁 阳 90克	山茱萸 90克	玉 竹 90克	枸杞子 60克
莲 子 120克	天麦冬 各50克	北沙参 60克	款冬花 90克
紫石英 120克	覆盆子 90克	扁豆衣 60克	白茯苓 90克
白 术 90克	丹 参 90克	红豆蔻 45克	郁 金 45克
砂 仁 30克	鹿角片 90克	灵芝草 60克	蚕 茧 30枚
脐 带 20条			

上药煎3次取浓汁，另加阿胶120克，黄明胶240克，冰糖2斤，收膏。每日早晚各一匙，用开水冲服。

按：患者遗溺、尿频夜甚，腰冷形寒，此肾阳虚衰、肾气不固之象。"腰为肾之府"，命门火衰，则见腰酸肢冷、腿软等症。方师取"右归"之法，药物加减用之，调补肾阳，兼及肾阴。正如《景岳全书》所说："善补阳者，必于阳中求阴"。方中鹿角片、锁阳、肉苁蓉、覆盆子、脐带等增强滋补肾阳之功。当归、生地、熟地、山药、山茱萸等以增益滋阴养血之效，使阴阳互生。另久病肾衰，其因多由金不生水所致。患者素有咳喘之疾，肺金不足，不能生肾水，宜补肺降气，使母子相生为度。故方中加入天冬、麦冬、沙参滋阴润肺，款冬花、玉竹止咳祛痰。另配伍生晒参、黄芪、丹参、紫石英等补心疗心悸，以调补心肾。脾为后天之本，方中茯苓、白术、红豆蔻、砂仁健脾助运。全方着手肺、心、肾全面调治，以恢复健康。

耳　鸣

丁某，男，65岁，退休工人。

1984年12月11日诊治并拟方调理。患者眩晕，耳鸣目花，心绪躁烦，寐则梦忧，偶有口干、盗汗、腰酸等，舌见芒刺，质润，脉细小而弦。患者年过花甲，体元耗损，气阴两亏，心肾失调，肝木乘之。拟大剂滋阴益气、交通心肾之品，并嘱自我调摄。

生熟地各90克	五味子45克	天麦冬各60克	生晒参（另煎汁取）50克
丹　皮45克	栀　子40克	知　母60克	山茱萸90克
女贞子60克	郁　金45克	紫贝齿90克	钩　藤60克
潼白蒺藜各60克	稽豆衣60克	生牡蛎90克	天　麻45克
制黄精90克	玉　竹90克	天花粉60克	石　斛60克
北沙参60克	枸杞子90克	川楝子90克	绿萼梅60克
山　药90克	白　术90克	枳　壳45克	泽　泻45克

上药煎3次取浓汁，另加黄明胶240克（酒化），阿胶120克（酒化），冰糖2斤，玫瑰花30克，收膏。每日早晚各一匙，用开水冲服。

按：患者年逾八八，综观病证，系属心肾失于交通，肝木之火，乘之升腾，亢则害，则诸病蜂起。年迈体衰，精气亏损，神不安舍，故见寐梦纷扰，心绪不宁。方宗六味地黄汤之思路，滋肾养心。调治肾阴亏虚，潮热盗汗，眩晕耳鸣，腰膝酸软，消渴等。生晒参又与麦冬、五味子合而生脉，养心安神。另患者舌有芒刺，目花而脉弦，因此患者头眩、心烦之症又与肝火上乘有关。方师用天麻、钩藤、潼蒺藜、白蒺藜、川楝子、栀子等以清热平肝，用贝齿、牡蛎等重镇潜阳，此等虚实共用，标本兼治；辅以健脾行气之白术、茯苓、枳壳、绿萼梅等品，共奏良效。时值冬令蛰封之期，以滋阴养精之类，知母、天花粉、黄精、石斛、玉竹、北沙参、枸杞子等重补阴精，乃蕴《内经》"春夏养阳，秋冬养阴"之古法，培补机体所损之精华而渐登南山之寿。

脱　发

孟某，男，48岁，教师。

1984年12月13日诊治并拟方调理。患者眩晕，两耳鸣响，腰背痛俯仰不利，坐立不便，过劳后则心悸汗出，失眠，牙龈松浮，毛发脱落，呈现未老先衰之象。时值冬藏之令，以补精调气养神，进以膏滋代煎，图收功效。

何首乌 90克	制黄精 120克	山茱萸 90克	桑椹子 90克
川　芎 60克	细　辛 30克	功劳叶 90克	墨旱莲 90克
威灵仙 90克	杜　仲 60克	续　断 90克	橘　核 60克
怀牛膝 90克	淫羊藿 60克	五味子 60克	灵磁石 90克
枸杞子 90克	天麦冬 各90克	玉　竹 90克	锁　阳 90克

上药煎3次取浓汁，另加黄明胶240克（酒化），阿胶120克（酒化），鸡血藤胶120克，冰糖1斤，蜂蜜半斤，收膏。每日早晚各一匙，用开水冲服。

按：男子以肾为先天，盖肾主精髓，充养脑海，灌溉注百骸，有伎巧之功。精、气、神作为机体之主宰，精能化气而生神。患者六八之年，而呈早衰之象，乃肾精亏虚所致，所谓"腰为肾之外府"，故见腰背痛仰俯不利。方用大量补肾之品，何首乌、黄精、墨旱莲、桑椹子、枸杞子滋肾阴，疗脱发、耳鸣；杜仲、续断、山茱萸、淫羊藿、锁阳补肾阳，治腰酸、牙浮；威灵仙、怀牛膝、川芎等活血、通络、止痛；功劳叶清热补虚，治头晕耳鸣、腰酸腿软疗效显著；五味子、天冬、麦冬、玉竹滋养心、肺、胃之阴，合灵磁石潜镇安神，聪耳明目，加之细辛通阳而利窍，可改善头晕、耳鸣、心悸诸症。诸药以黄明胶、阿胶、鸡血藤胶收膏，加强滋阴养心之功，共收良效。

腰　痛

林某，女，45岁，工人。

1984年12月20日诊治并拟方调理。患者头晕耳鸣，心悸怔忡，怵惕汗出，夜梦纷纭，左侧身麻，腰背酸痛，足跟疼痛难以任地，形寒畏冷。患者早年产育，气血亏虚，心脉失养在先，又于六、七岁时受外伤，伤及腰尻，甚至痿废不用，足知肾之损耗于后。拟调心肾之法予膏方养治。

党　参 120克	黄　芪 120克	丹参皮 各60克	茯　神 90克
酸枣仁 60克	生熟地 各90克	山茱萸 90克	杜　仲 90克
续　断 120克	肉苁蓉 90克	骨碎补 60克	狗　脊 120克
威灵仙 90克	接骨木 60克	千年健 90克	当　归 120克
川　芎 60克	桃　仁 60克	怀牛膝 120克	鹿角片 90克
麦门冬 90克	柏子仁 90克	莲　子 45克	木　香 45克
橘　核 60克	白　芍 60克	桑寄生 120克	锁　阳 120克

上药煎3次取浓汁，另加黄明胶240克（酒化），清阿胶120克（酒化），鸡血藤胶120克，龙眼肉120克，胡桃肉120克，冰糖2斤，收膏。每日清晨及临睡时服一匙，用开水冲服。

按：患者头晕心悸，腰痛足软，结合外伤病史，证属心肾之病。盖心主血脉而藏神，肾主骨髓，其府在腰，水火失调，络道失养。故以大剂养心调脉、补肾强腰之品。方宗柏子养心汤、归脾汤、右归丸加减化裁，合以川芎、当归、桃仁等活血化瘀，威灵仙、接骨木、千年健、桑寄生等通经活络，以膏滋代煎图治，以收祛病康复之功。

虚　损

顾某，女，50岁，教师。

1985年1月4日诊治并拟方调理。心主血脉，藏神，肾藏精，而司二窍，脾统血而主运化，心肾不交则怔忡，恍惚怵惕，耳鸣梦扰，腰酸背掣，脾肾摄纳之权失司则便溏洞泄，临厕腹痛，便后得解，畏冷形寒。患者经事已于3年前绝。舌薄质紫，两侧更为显著，脉来沉细而弦。诸症由来已久，心、脾、肾三脏俱病，阴阳损益。为防入怯途，拟补益剂以培土养脾，资助生化之源，以调心肾，图收功效。

黄　芪 120克	党　参 120克	山　药 120克	芡　实 90克
扁　豆 120克	茯　苓 90克	升　麻 45克	煨葛根 60克
炮姜炭 45克	柴　胡 45克	桔　梗 60克	炒防风 45克
白　术 120克	白　芍 90克	熟　地 120克	龙眼肉 120克
远　志 90克	玉　竹 90克	土炒黄连 30克	泽　泻 90克
淫羊藿 90克	鹿角片 90克	龙齿骨 各120克	甘　草 60克
脐　带 20条			

上药煎3次取浓汁，另加清阿胶120克，黄明胶240克，冰糖2斤，收膏。每日早晚各一匙，用开水冲服。

按：本案乃心脾亏虚、脾肾不足之证。心、脾、肾三脏俱病，阴阳虚衰，是以心、脾、肾失养，心肾不得交合，而见怔忡、恍惚、怵惕。肾虚外府失养，腰酸背掣。脾肾不统摄纳之权，脾阳不振，清气不升，而生洞泄、形寒、耳鸣等症。三脏亏损，脾为中土，亦为中枢，统血养营而主生化，土旺则生化有源，气血自旺，心肾亦得调养，乃以膏方培土养脾。以归脾汤、痛泻要方为主方，方中升麻、柴胡、葛根、桔梗升清涵窍治耳鸣，并助健脾止泻。炮姜炭、淫羊藿、鹿角片助脾肾之阳而温八脉，血肉有情之品以填精。冬令进补，燮理阴阳而图功效。

血 虚

陈某，女，49岁，个体户。

1984年12月15日诊治并拟方调理。患者七七之年，经水量多，血块相杂，腰痛隐作，而喜热喜按，平素带下绵绵，腰背酸痛如注，甚则痛不可忍。近十年来，右侧手、肩、臂及腿、膝部酸痛，上不能提拳，下则步履艰难，致目暗眩晕，左耳失聪，心悸怔忡，夜梦纷纭等。可见其血虚冲带为病，百脉不荣，痹而蹇涩。拟以大剂养血调气通脉，濡润窍络，助机体康复。

生熟地 各120克	黄 芪 120克	川 芎 90克	威灵仙 90克
生晒参（另煎取汁）50克		玉 竹 120克	山 药 120克
龙眼肉 120克	白 术 120克	枸杞子 90克	白 芍 60克
穞豆衣 60克	甘 草 60克	北沙参 60克	天麦冬 各60克
肉苁蓉 90克	桑寄生枝 各90克	乌梢蛇 90克	续 断 120克
鹿角片 90克	红 花 45克	丹 皮 60克	栀 子 45克
玄 参 90克	杜 仲 120克	狗 脊 120克	海螵蛸 120克
猪蹄筋 120克	瞿 麦 90克		

上药煎3次取浓汁，另加黄明胶240克（酒化），阿胶120克（酒化），冰糖2斤，玫瑰花30克，蜂蜜半斤，收膏。每日早晚各一匙，温开水冲服。

按：《素问·上古天真论》："女子……七七任脉虚，太冲脉衰少，天癸竭，地道不通，故形坏而无子也。"女子七七之年，冲任二脉亏虚，肾中元阴元阳日渐衰竭，百骸失养，故杂病丛生，症见经水不调、带下绵绵、腰背酸痛。肾元虚衰，脑髓不充，气血不足，故眩晕失聪，心悸怔忡。方取十全大补汤之药物，配伍鹿角片、天冬、麦冬、肉苁蓉，益气养血，培元固本。鹿角片、生地、熟地补益肾中元阴元阳，先天之本得充，则冲带二脉得养。当归、川断入冲带二脉，二脉健，经带之疾可祛。桑寄生、桑枝、狗脊、猪蹄筋、乌梢蛇等，补肾强腰，伸筋通络，祛痹润涩。另用玫瑰花入膏，理气疏肝，调理冲任。

跋 一

从岐黄学，得良师方宝华先生授。先生乃孟河丁氏门人，济万夫子亲授，弱冠便悬壶于门，践行医道近七十载，活人无数，医名蜚声沪上。余拜先生礼自上世纪80年代，酽酽师教，得其惠泽，受益无穷。先生中医根基扎实，籍学深厚，蕴贯古今，涉诊内、妇、儿等科，临证功夫精湛而富于巧思，处方用药精炼常有别裁，医论有感而发独有见地，乃融汇体悟，发皇古义，探其理致，善其臻化，给人启迪。先生出众的中医才华、高超的医术素为余等所折服，亦敬佩先生务实于临床的那份敬业和勤奋精神。先生平素生活俭朴，别无嗜好，可谓衣无华，食无厚，其处事低调，不善张扬，亦拙于交际周旋，唯倾注毕生心血于中医事业上，默默耕耘，为布衣百姓服务，其一直视为职业幸事，视为善职。故不仅以术活人，遇有经济窘困者，以钱物施之。先生的高尚品行，如同他的医术，一直深深影响着我们。先生耄耋之后，仍未辍于诊事，在临床第一线既医带教，但体力渐不如前，且多次因病住院治疗，自知老之已至，思将长期积验整理付梓，俾后学者借鉴。

2008年10月，余陪同先生参加孟河医派传承学会成立大会。孟河乃先生渊学之地，似如回归故乡。首届学会理事中，并有数位沪上名医，早年同是莘莘学子，如今均垂垂老矣。此番情景，先生颇为感怀，与我谈及出书一事，其意已为迫切，拟加快付诸以行。殊料，数月后先生遽然而逝，留遗愿于未整理之案头。奈天不假以期颐，吾侪欷歔，亦感责任，恐资料日渐流失，幸孟河学会专门组成医案整理小组，余受命负责搜集编撰之任，并有我另一位老师、名医席德治先生任顾问（已故），众师兄弟齐加响应，提供不少医案资料或已发表的跟师论文，有朱荣耿主任、吴建国主任及朱美华、胡爽阳、顾振强医生等，余提供早年跟师整理的膏散方案数十例，学长许道嵩先生撰写纪念文章，文情并茂，读来感动。医论部分，搜集了先生已发表的文章或未发表的文章（先生遗稿中相当部分因年久漫漶无法辨认而未录入，如中医相关学说治疗肾功能不全和多脏器衰竭等文）及部分弟子侍诊札记、论文辑成。从中可窥其临证学术思想观点，严谨而不泥古的治学风格，以及其生平致力于中医事业执着追求之涯略。

　　成书过程中，孟河医派传承学会会长顾书华先生给予莫大支持和关注，先生家人亦竭尽提供不少珍贵资料和照片，俾编程大为缩短，值此诚表谢忱。胡爽阳、晏飞医生利用业余时间，帮助校对、订正、加按，甚为辛苦。部分按文因后加，姑若未表达先生原意之处，或有粗疏出错地方，非编时用心不够，乃侪辈功力不逮耳，恳赐见谅，并请匡正。另外，本书未列先生在"文革"前后时期的医案，这部分资料余尝竭力搜求，卒无果，时境不测，或已佚失，憾成缺如。

　　是为跋。

丁林宝

2013年10月于康德寓所

跋 二

　　吾师方宝华主任医师早年毕业于上海中医学院（上海中医药大学前身），为沪上名医丁济万、党波平之高足。先生行医近七十载，医术高明，学验俱丰，博古通今，辨证、处方、用药每有独到之处，其医论造诣很深，且不同凡响。平时诊务繁忙，经验丰富，疗效卓著，患者接踵。余出身中医家庭，幼承庭训，随父亲朱葆初名老中医习读岐黄之书，后进上海市职工医学院中医专业学习，面壁五年，毕业后从事中医工作，亦已二十余载，素仰慕先生医术高超，心仪已久，后得先生颔首，由先生供职之上海市黄浦区中西医结合医院王宪英院长推荐，始得如愿而入方老门下，侍诊学习，继续深造。多年来承先生之谆谆教诲，感受到其出神入化的中医才能，余也鲁钝，对先生的临诊思路和方法虽仅略知一二，然已得益匪浅。故同许道嵩学长、吴建国师兄共同收集，整理先生医案，并经先生点评，汇集成册，在同门师兄弟之间传阅。2009年，先生遽然仙逝，吾辈后学每每忆及先生音容笑貌，无不歊歔。先生带教时的严格要求，对六十多年医学经验毫无保留的传授，以及平时对学生们的亲切关怀，点点滴滴都令我们难以忘怀。先生在世时常欲将其医案整理出版，以惠及更多人士。为完成先生遗愿，在孟河学会的支持下，由众学生组建医案整理小组，由丁兄林宝牵头收集以上医案，并增加先生的医论及膏方内容，一并成册，公之于同道。吾等虽无折肱之学，实有割股之心。先生有知，必含笑九泉，或不至挥吾辈于门墙之外，而三呼善哉。好学者得之，心通其意，师法参考。祈有志于此者，读此书而不忘先生初衷，整体提高中医临床诊疗水平，使古老之岐黄之术发扬光大，亦为余等完成先生遗愿之目的。

朱棨耿

2013年12月

跋 三

　　方宝华先生，余之良师益友也，先生长余10岁。

　　余与先生初逢于1957年邑庙区"西医学习中医班"上，时先生执教《中医学概论》，余则为学员之一。先生讲课分析鞭辟入里，勾起余对中医学的巨大兴趣，并以优异成绩引得先生注目。1965年，先生出任南市区浦江医院中医科主任，此次重逢后同院共事达四十余载。期间又同为南市区政协委员，同年晋升为主任医师，同道同志，日增谊深。先生为上海名医也，深得丁济万先生真传，蜚声于沪，对中医事业多有建树。余虽身为西医，然向往中医日久，仰慕先生学术渊博，多次拟拜先生为师，学研中医，然先生均以"你我同为主任医师，不可造次"为由，而婉拒门外，实则恐"不得其人其功不成……非其人不传"也。但余脸皮厚，得暇时常随诊左右，先生则眼开眼闭，彼此心照不宣，尤其是上世纪90年代，余"明抢暗夺"更为频繁。

　　先生辨证施治，灵机应变，对内科疑难杂症善于思索，独具见地。其言简，其意博，其理奥，其趣深，非余孤陋寡闻之辈所能洞悉，其处方几乎张张不同，看似无章无法，实则内藏无限玄机，因人因病、因时因地而异，每奏卓效。余亲历目睹者有白血病、干燥症、癃闭、癫痫等。其治久病痼疾，常亦参以西医理论方法，如参以影像学检查研讨辨证分型。上世纪80年代末，先生于百忙之中每周一次亲临余工作的放射科，为胃肠钡餐检查者作临床辨证分型研究，先生与余共同完成的《264例胃脘痛中医辨证分型与X线诊断关系》一文，获首届"生命力杯"世界传统医学研讨会优秀论文奖（1994年北京·旧金山）。

　　余虽久欲遁入杏林，但不得登堂入室。然每有疑问，先生总能悉心讲解，不厌其烦。即使当时未答，嗣后先生必书片言数语以解惑。又时将读书笔记赐余学习。时余与先生寓所相近，诊后同途步行回家。先生上通天文，下知地理，对沪上南市情况尤为了如指掌，沿途指点有关人文地貌常识，兴趣盎然。途中先生与余亦相互切磋，当然是余求教者多，先生不吝赐教，使余得益良深。每过寒舍（先生家略远于余），先生必吩咐一句"别太用功了"，关爱之心，溢于言表。

先生非只医术精湛，且医德高尚，令人钦佩，常反今日"唯钱是图，忽悠病人挂专家号"的做法，每遇平凡百姓挂专家号，就诊二、三次后，先生常关照患者再诊可挂先生的普通号，或找先生的学生就诊，并一再强调疗效一致，不必花冤枉钱。遇有出诊，不论远近，不管风雨，有求必应，有约必至，或徒步登楼，或远途跋涉，不辞辛劳，至为感人。然先生决非毫无原则，他生性耿直，对骄恣不论于理者不治，轻身重财者不治。每有患者将疾病归咎于父母，先生辄斥为"数典忘祖"，戒其毋忘父母生身之恩。与余学术研讨，因中西医学观点差异意见相左时高声争论，寸步不让，声惊四座，令同仁侧目。然过后仍友好如初，毫无芥蒂。先生与余常相约切磋，实则是先生教诲的多。2009年4月，再次相约两周后在先生家会面，然离赴约还差5天，先生却不告而永别，实为终身憾事。今闻棨耿、林宝君等集先生医案、医论、膏方等内容，汇编成册，不胜欣慰。回忆前情，感慨不已，感动于中，欲吐为快，乃毛遂自荐，为纪念先生作此文。

许道嵩
辛卯年春节